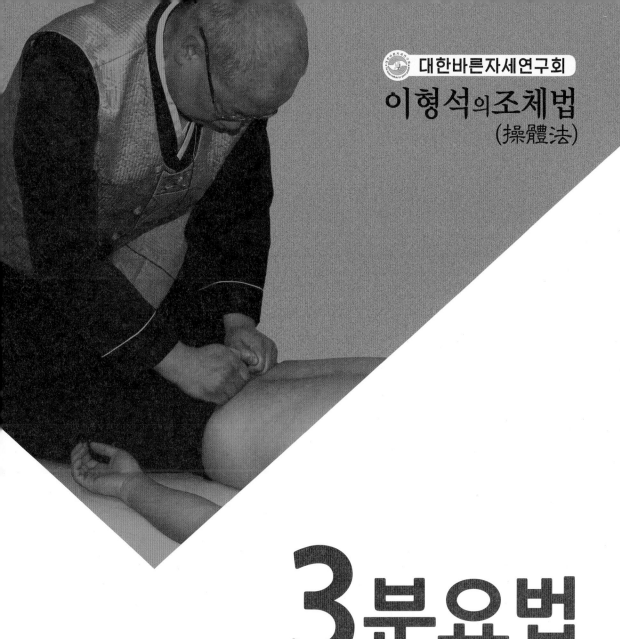

대한바른자세연구회

이형석의 조체법
(操體法)

3분요법
바른체형 만들기

| 바른자세 |

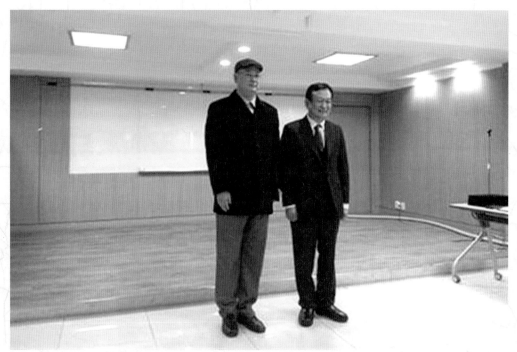

경기대학교 송하성 대학원장님과...

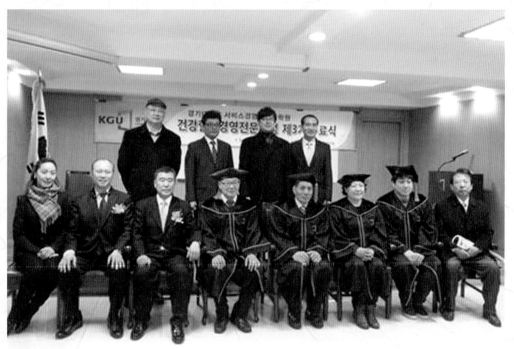

경기대학교 경영대학원 건강힐링경영전문과정 수료식

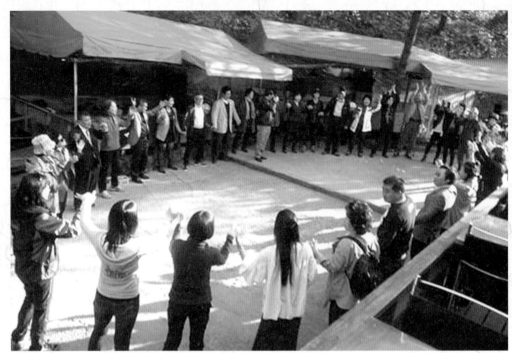

경기대학교 서비스경영대학원 MT

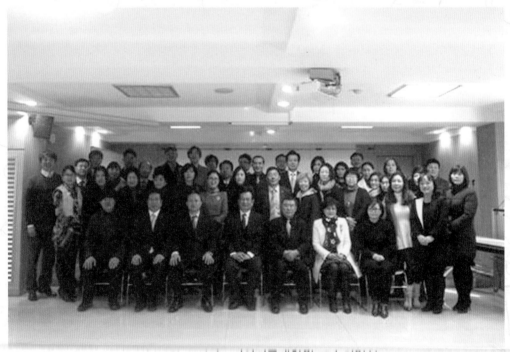

경기대학교 서비스경영전문대학원 교수취임식

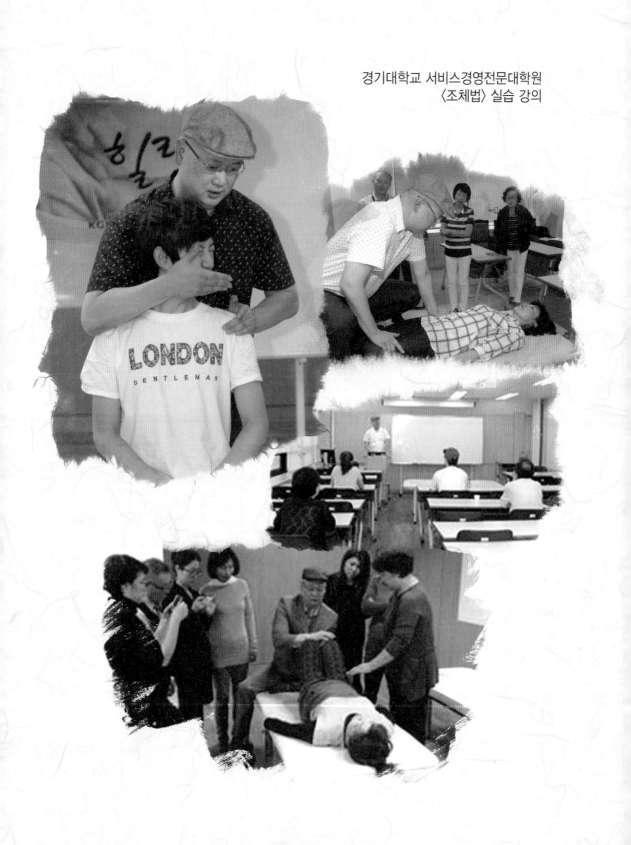

경기대학교 서비스경영전문대학원
〈조체법〉 실습 강의

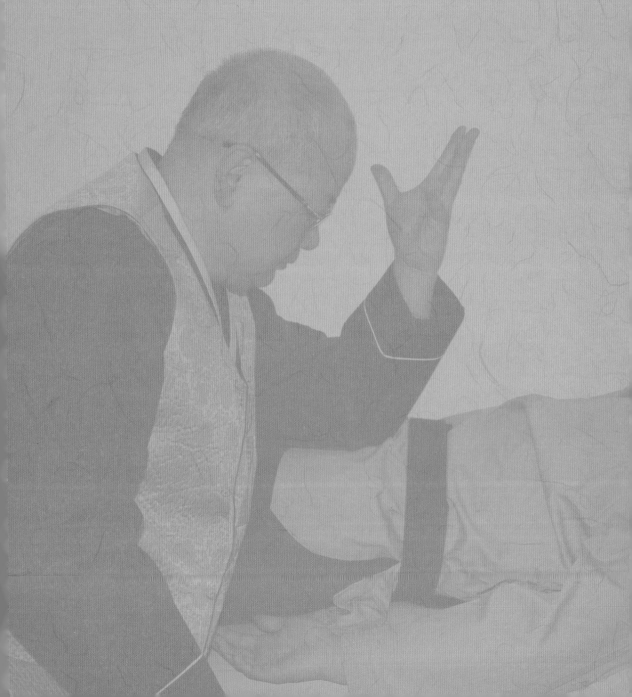

3분요법 바른체형 만들기
이형석의 操體法 조체법

차례

서론

조체법은 우리나라에서 오래 전부터 무술인에게 전수되어 왔던 인체의 균형을 바르게 잡아주는 전통적인 비법이다.

정확히 언제부터인지는 모르겠지만 짧은 역사가 아닌 것만은 분명한듯하다.

지난 1984년 11월 11일에 서울 코리아나 호텔에서 우리나라 전문 수기법인들이 참여한 가운데 미국의 모 대학 총장인 로날드 정 박사라는 분이 "아큐프레스" 세미나를 주최했었다.

그 자리에서 필자의 스승님을 비롯하여 일곱 분 정도로 기억되는 사람들이 각각 한 가지씩 수기법에 대하여 시범을 보여주셨다.

30여년이 지나, 지금은 그때, 시범을 보이시던 분이 누군지 정확히 기억은 나지 않지만, 당시에, 놀라움은 아주 충격적이었다.

한 시범자가 지켜보던 사람들 중에서 한 분을 불러 시범을 보였다. 침대에 똑바로 누우라고 하고선 두 무릎을 세운 후 좌우로 자연스럽게 내려가는 각도를 모두가 관찰할 수 있도록 설명하고는 불과 3분도 되지 않는 시간에 그의 골반을 정확하게 바로 잡는 것이었다.

장내는 이내 수근거림으로 시끄러워졌었다.

어떻게 저럴수가 있느냐는 등, 둘이 짜고 하는 사기 아니냐는 등, 사람들은 의심 반, 호기심 반으로 시범자를 바라보았다.

시범자는 자신이 선보인 기술에 대하여 원리를 말하지는 않았지만, 골반의 회전변형에 관한 방법은 자세하게 설명을 해주었다.

나중에서야 그분이 보여주신 기술이 조체법이란 것을 알게 되었다.

행사장에서는 우리나라의 수기법 전문인들이 한 가지씩 시범을 보이고 난 후, 마지막으로 정 박사가 시범을 하기로 되어 있었다. 마지막으로 나온 정 박사는 우리나라 수기법(手技法)이 너무 발전하여 자신은 보여줄 것이 없다며, 수기법의 기술적 발전에 놀라움을 금치 못하면서, 사회적으로 발전하지 못한 것에 대하여 아쉬움을 이야기했다.

필자에게 활법을 가르쳐주신 명재옥 스승님께서도 어깨 조체법에 대하여 알려주셨다.

창의력이 부족했던 필자는 10여년 동안을 조체법에 대한 기술이 내가 알고 있는 단 두 가지 밖에 없는 줄 알고 살았다.

인터넷이 보편화 된 시절도 아니었고, 조체법에 대한 서적을 쉽게 찾을 수도 없었던 시절이라서 새로운 방법을 알아내는 데에는 많은 시간이 걸리기 마련이었다.

어느날인가 오십견 증상으로 팔을 올리기 어려운 사람을 만났다. 그의 팔을 앞으로 올리기 어려운 증상은 스승님께 배운 기술로 해결을 했지만, 문제는 뒤로 올리기 어려운 증상을 어떻게 해야 하는가에 있었다.

잠깐 고민하다가 문득 앞과 뒤는 반대니까 기술도 반대로 하면 되지 않을까라는 생각이 들어서 그대로 실행했는데, 뜻밖에도 그의 팔이 앞뒤로 전혀 문제없이 사용되는 것이 아닌가.

그 뒤로 조체법의 원리를 생각하고서 하나씩 실험을 해보기 시작했는데, 그에 대한 효과들은 굉장한 것들이었다.

조선시대의 동의보감으로 유명한 허준은 당대의 최고이었음은 물론 현재까지도 세계 각국에서 공부하고 연구하는 세계 최고의 의술인이다.

그러나 그의 비법도 일부는 〈과학적인 증명〉이 안 되었다는 이유로 인정받지 못하고 있다는 것이 작금의 우리나라 현실이다.

　최고의 의료인에 대하여 일반 의료인이 이렇다 저렇다 평가를 한다면 그것은 대학과정의 학문을 초등학교 수준의 머리로 평론한다는 것으로 밖에 생각되지 않는다.

　언젠가 방송에서 〈많이 웃는게 좋다〉, 혹은 〈억지로라도 웃는 것이 건강에 좋다〉라고 하면서 웃기지도 않는 일에 억지로 웃는 모습들이 방영된 적이 있었는데, 그 후에 어느 한의사가 출연하여 〈억지 웃음은 내장기관을 상하게 한다〉라는 내용이 동의보감에 나와 있다고 말한 적이 있다.

　곧, 웃음은 즐거워서 웃어야 건강에 도움이 된다는 말이다.

　마음은 슬픈데 얼굴은 웃어야 되는 스트레스는 어떻게 감당한다는 말인가?

　스트레스가 만병의 근원이라고 하지 않았었던가.

　필자도 그 한의사의 말에 공감하는 바이다.

　좋은 방법이 있다면 그 방법이 왜 좋은지에 대한 연구는 필요하겠지만, 과학적으로 증명이 안 되었다고 무조건 배제하는 방법은 옳지 못하다고 생각한다.

　더욱이 다른 방법이 없음에도 불구하고 증명되지 않은 방법이라고 배제하는 것은 어처구니가 없는 노릇이다.

　이 책에는 필자가 스승님께 배운 기술과 다른 지인들에게 배우게 된 기술들, 스스로 생각하면서 알게 된 기술들을 모아 보았다.

　미흡하지만 후학들에게 조금이나마 도움이 된다면 좋겠다는 마음과 우리나라 수기법의 발전을 위하여 감히 책으로 만들 생각을 해본다.

3분요법 바른체형 만들기

이형석의 操體 조체법
法

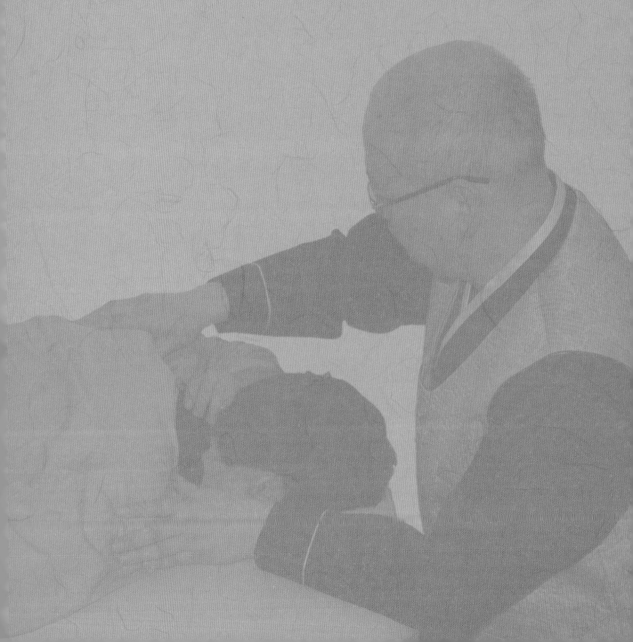

3분요법 바른체형 만들기

이형석의 操 조체법
體
法

바른자세란?

　근육과 골격이 균형을 유지할 수 있는 자세를 말한다.

　인체의 변형은 척추와 밀접한 관계를 갖고 있으며, 골격근에도 영향을 미친다. 대개 척추의 변형은 선천성이 아닌 경우, 어릴 때부터의 바르지 못한 습관적인 자세에 의하여 나타난다.

　무거운 책가방, 장시간의 컴퓨터 사용이나 휴대폰 사용, 정신적 스트레스, 체격과 맞지 않는 책상이나 의자의 높이, 운동부족 등으로 인하여 발생되는 척추의 변형은 척추측만증으로 발전될 수 있으며, 주위의 장기들을 압박하여 기능의 이상을 초래하기도 하다. 이는 정신적인 문제를 일으키거나 호흡계, 순환계, 소화기계에도 나쁜 영향을 미친다.

　사람의 몸은 임맥과 독맥을 지나는 정중선을 중심으로 좌우 똑같을 정도로 비슷하게 생겼다. 오장육부를 포함한 내장의 모습은 좌우가 다르다 하더라도 인체의 골격부터 피부에 이르는 모든 내용, 특히 골격근이 그렇다.

　그러므로 좌우의 균형이 바르게 맞아 떨어질 때 우리 몸의 신진대사는 더욱 활발하게 활동을 하게 되며, 질병에 대한 면역력도 높아져서 건강을 유지할 수 있는 것이다.

　그러나 대개는 일상생활에서 한 쪽을 더 많이 사용하는 활동들 때문에 인체가 몸의 균형을 잃게 되어 신진대사에 문제를 일으키게 된다.

　특히 생후 7개월이 지나면 목을 가누기 시작하면서 척추는 2차 만곡이 이루어지는데 빠른 성장기에 한 쪽으로 편중된 자세들은 척추의 변형을 초래하게 되면서 척추측만증으로 까지 발전하게 된다.

　유아기의 어린이들은 부모나 가족들의 움직임을 보고 자세를 배우는데, 이때 어린이들은 부모나 가족들의 편중된 자세를 그대로 따라하게 되며, 이런 자세들이 습관화 되어 척추가 변형되는데 일조한다.

몸의 균형상태를 관찰하다보면 척추가 비슷한 방향으로 변형된 가족들을 볼 수 있다. 이는 선천성 변형보다는 가족력에 대한 변형으로 이루어졌다는 것을 의미한다.

일상생활의 걸음걸이에 대하여 생각해보자.

일반적으로 보폭은 신장의 45% 정도가 기준이라고 한다. 신장이 180cm인 사람이라면 81cm의 보폭이 정상이다.

하지만 이는 일반적인 기준일 뿐이며, 마음이 느긋한 사람은 보폭이 작고 바쁜 사람은 빨리 걷기 위해서 보폭이 클 수 밖에 없다. 또한 나이가 들수록, 건강이 나빠질수록 보폭도 감소된다.

오른손잡이면서 오른발잡이들을 보면, 오른발잡이들은 오른발이 왼발에 비해서 굵고 짧다.

또한 사람은 대체로 힘이 있는 다리를 약간 뒤로 놓는 것을 편하게 느낀다.

이런 사람들은 평상시에 서서 누군가와 대화를 하거나, 횡단보도 신호를 기다리느라 서 있을 때를 관찰해보면 오른쪽 다리를 약간 뒤로하여 몸의 중심을 오른발에 두는 것이 편한 자세가 된다.

선천적인 기형이거나 후천적 사고로 인한 경우가 아니라면 고관절에서부터 발끝까지의 길이는 같다. 그러므로 오른발이 짧다는 것은 골반의 오른쪽이 상향 변형되었다는 것으로 생각할 수 있으며, 오른쪽 다리를 약간 뒤로하는 자세가 편하므로 골반의 오른쪽이 뒤로 회전변형되었다고 볼 수 있다.

이런 경우에 요추는 왼쪽으로 측만되면서 시계방향으로 회전변형되고, 흉추는 오른쪽으로 측만되면서 시계반대방향으로 회전변형된다. 흉추가 오른쪽으로 측만되면 어깨는 오른쪽이 상향된다.

이런 체형의 사람이 걸음을 걷는다고 생각해보자. 본인은 똑바로 걷는다고 여기지만 오른쪽 다리가 더 발달되었기 때문에 오른발을 땅에 디딜 때 좀 더 강한 힘을 싣게 되며, 왼쪽 발을 디딜 때는 오른쪽에 비해서 보폭이 넓어진 걸음을 걷게 된다. 이것은 골반의 상하변형과 회전변형으로 발생하는 자연적인 현상이다.

이런 현상은 어렸을 때에도 나타나는데, 걸음마를 시작하면서 다리의 형태가 변화하기 때문이다.

태어나서 생후 1년 6개월까지 내반슬, 즉 오다리였다가 2년 사이에 직선배열을 이루고, 2~3년 사이에 외반슬, 즉 엑스다리였다가 3~4세 경에 다시 직선배열을 이루며 6~7세경에 서서히 정상으로 돌아온다.

어린 아이들을 보면 신발을 반대로 신는 경우가 종종 있다. 이때 엄마들은 화를 내더라도 바르게 가르치려고 노력하지만, 이것은 다리의 변화에 대한 자연스러운 현상이므로 굳이 가르쳐 주지 않아도 때가 되면 바르게 신게 되므로 걱정할 일은 아니다.

몸에 나타나는 체형의 현상을 알면 균형이 맞는지 안맞는지에 대해서도 스스로 알 수 있다. 목욕탕의 대형 거울 앞에 옷을 벗은 상태로 쪼그려 앉았다가 눈을 감은 상태로 일어 난다. 눈을 감은 상태에서 스스로의 몸을 정렬하여 바른 자세가 되었다고 느껴질 때 움직이지 말고 눈을 떠서 스스로의 몸을 관찰한다.

어깨 높이가 다른 것은 올라간 쪽으로 흉추가 측만된다는 것을 보여주고, 어깨가 앞쪽으로 굽었다면 흉추의 회전변형을 보여주는 것이다.

얼굴의 회전 상태는 경추의 회전변형을, 얼굴의 기울기는 경추의 측만변형을, 얼굴을 과도하게 들고 있거나, 숙이고 있다면 경추의 전후방 변형을 나타낸다.

겨드랑이선의 굴곡을 비교하여 어느 한 쪽이 완만한 선을 보여준다면 흉추와 요추의 측만변형을 나타낸다.

장골의 모습에서 상하변형은 요추의 좌우변형을, 회전된 골반의 모습은 요추의 회전변형을, 골반의 좌우변형은 요추의 좌우변형을 보여주는 것이다.

슬관절의 모습이 좌우 비슷한지 다른지 비교한다. 바르게 선 자세에서 슬개골의 위치는 약간 바깥쪽을 향하고 있는데, 좌우를 비교하여 어느 한쪽이 다르다면 골반의 변형이나 고관절의 변형을 나타내는 것이다.

발바닥의 위치에서 어느 한 쪽 발이 앞을 향하고 있는지, 발바닥이 정중선을 기준으로 바깥으로 벌어지는 각도가 같은지 다른지를 비교한다.

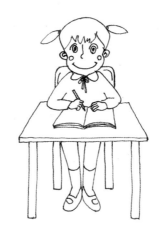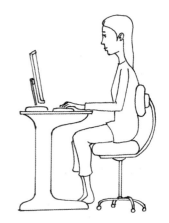

발바닥의 위치가 다른 것도 골반 혹은 고관절의 변형을 말하는 것이다.

우리들은 어렸을 때부터 바른 자세에 대하여 유치원이나 학교에서 배운다.

의자에 앉을 때에는 엉덩이를 붙이고, 무릎을 가지런하게 모으고, 가슴은 펴고, 턱은 당기고...

이렇게 배운 자세가 정말 바른 자세일까?

이런 자세로 척추를 바르게 만들 수도 있겠지만, 과연 몇분이나 지속할 수 있겠는가?

시간이 흐를수록 자세에 대한 고통이 점점 커져 갈 것이다. 그렇다면 편한 자세이면서 척추를 바르게 할 수 있는 자세는 없을까?

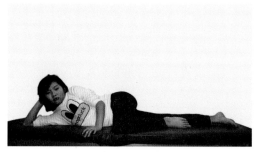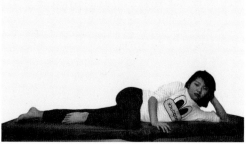

가령 TV를 시청할 때, 위의 그림처럼 옆으로 누워서 본다고 가정해보자.

위의 왼쪽 그림은 몸의 오른쪽 부분을 땅에 닿게 누워 오른손으로 머리를 받친 상태의 모습이다.

이 자세로 TV를 본다면 경추와 흉추는 오른쪽으로 측만이 되고, 요추는 왼쪽으로 측만을, 골반은 시계방향으로 변형되는 자세이므로 바른 자세라고 할 수 없지만 위의 오른쪽 그림처럼 반대쪽의 자세를 취함으로써 바른 자세가 된다. 즉, 인체의 골격과 골격근의 형태를 생각할 때에 좌우의 자세를 비슷하게 취해주는 습관이 바른 자세라고 할 수 있는 것이다.

인간은 두 발로 직립보행을 하는 동물이므로 어느 한쪽으로만 편중된 자세를 취할 때, 그에 따라 척추의 변화가 생긴다.

그러므로 활동을 할 때, 양쪽을 비슷하게 사용하는 것이 바른 자세이며, 이것이 쉬운 일은 아니지만 습관화 되면 그리 어려운 것도 아니라고 생각한다.

언젠가 조체법에 대하여 강의를 하던 중, 네 발로 걷는 짐승에게는 허리디스크가 없다고 설명은 했더니, 한 학생이 강아지도 허리디스크에 걸린다는걸 TV에서 봤다고 내게 묻는다.

네 발로 걷는 동물에게는 허리디스크가 없다.

그런데 왜 강아지에게 허리디스크가 생겼을까?

그것은 강아지를 강아지처럼 키우지 않고, 사람처럼 키우려고 했기 때문이다. 강아지의 두 앞다리를 잡고 사람처럼 두 다리로 걷도록 했기 때문에 생기는 현상일뿐 강아지가 원래적인 형태로 네 발로 걸었다면 허리디스크가 생기지 않는다.

척추를 알면 체형이 보인다

척추를 관찰하여 변형된 부분이 나타난다면 그에 따라 평소에 어떤 자세를 많이 취하는지 예측할 수 있으며, 이를 분석하여 운동법이나 자세법을 통한 바른 체형을 유지할 수 있는 방법을 찾을 수 있다.

1) 목(경추)

평소에 자신도 모르게 오른쪽으로 고개를 자주 돌리는 사람이라면 경추 왼쪽으로 측만되거나 시계방향(머리 위에서 바라보았을 때의 방향)으로 회전된다. 다시 말하면 경추가 왼쪽으로 측만되거나 시계방향으로 회전 변형된 사람이라면 평소에 고개를 오른쪽으로 많이 돌리는 사람이라는 뜻도 된다.

만약에 경추가 오른쪽으로 측만 변형되었거나 시계 반대방향으로 변형된 사람이라면 고개를 왼쪽으로 자주 돌리는 일을 하거나 왼쪽 방향을 자주 바라보는 사람이 된다.

또한 경추 7마디 중에서 어느 부분이 잘못되었는지에 따라 자세가 달라지는데, 경추 1,2번이 왼쪽으로 측만 변형되거나 시계방향으로 변형되었다면 고개를 오른쪽으로 자주 돌리는 사람이지만 고개를 들어서 위를 바라보는듯한 자세를 취하는 것이고, 경추 3,4,5번이 같은 방향으로 변형되었다면 고개를 정면에서 옆으로만 돌리는 사람이며, 경추 6,7번이 같은 방향으로 변형되었다면 고개를 숙인 상태로 옆으로 돌리는 자세를 자주 취하는 사람이 된다.

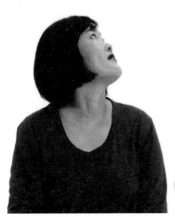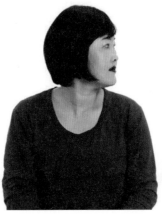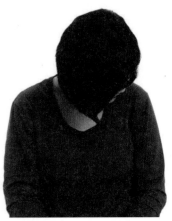

2) 등(흉추)

흉추의 측만변형은 옆으로 기대거나 기울어진 자세를 취하는 사람에게 나타나고, 회전변형은 상체를 좌측, 혹은 우측으로 돌리는 사람에게서 나타난다. 상체를 오른쪽으로 기울인 자세에서 뒤를 돌아본다면 흉추는 오른쪽으로 측만되면서 동시에 시계방향으로 회전변형된다.

이것은 앉아있을 때나 옆으로 누워있을 때 모두 같으며, 옆으로 누워있는 자세에서는 땅에 가까운 쪽으로 흉추가 변형된다.

흉추의 상부쪽은 어깨에 무거운 짐을 지는 일을 하는 사람에게서 많이 나타나며, 오른쪽 어깨에 짐을 지거나 오른쪽 어깨가 상향된 사람이라면 흉추의 상부쪽이 오른쪽으로 측만변형된다.

평상시에 오른쪽 어깨가 왼쪽 어깨에 비해 앞으로 향해 있거나 오른손을 많이 사용하는 사람들은 흉추 상부의 시계 반대방향 회전변형이 나타난다.

상체를 뒤로 자주 젖히는 사람에게서 흉추 전만변형이나 일자등 현상이 나타나는데 이런 변형은 마사지를 자주 받는 사람들에게서도 나타난다.

엎드린 상태에서 등을 누르거나 발로 밟는 행위는 흉추를 전만시키게 된다.

전만된 흉추를 정상으로 교정하는 것은 매우 어려우므로 후만된 흉추가 아니라면 이런 행동을 삼가해야 할 것이다.

경추, 흉추, 요추의 변형은 전만, 후만, 좌측만, 우측만, 시계방향 회전변형, 시계 반대방향 회전변형 등 6가지 형태로 발생할 수 있으며, 이 중에서 두 가지 이상의 현상이 동시에 나타날 수도 있다.

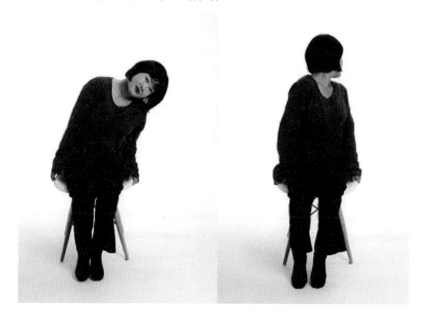

3) 골반과 다리

골반의 변형은 척추와 다르게 나타나는데 좌측상향, 우측상향, 시계방향 회전변형과 시계 반대방향 회전변형, 좌측만, 우측만, 상부후방변형, 상부전방변형, 벌어짐 변형, 오므라짐 변형, 엇갈림변형 등 변형의 종류가 다양하며 두 가지 이상의 변형이 동시에 나타나기도 한다.

고관절에서 복사뼈, 혹은 발가락까지의 길이는 좌우가 같다.

다리 길이의 짧음은 골반의 상향 변형을 나타내는데, 오른쪽 다리의 짧음은 골반의 오른쪽이 상향 변형되었다는 것을 의미한다. 만약 골반의 왼쪽이 상향 되었는데 오른쪽 다리가 짧다면 사고로 인한 변형이거나 수술, 또는 선천적으로 다리 길이가 다르다는 것이거나 고관절 이상이라고 볼 수 있다. 골반은 척추를 받쳐주는 중요한 뼈로써 골반의 변형은 척추의 변형을 발생시킨다.

사고나 남들이 잘 안하는 특이한 자세를 많이 취하는 사람이 아니라면 골반의 상향변형과 요추의 측만변형은 반대적 현상이 나타나므로, 골반의 오른쪽이 상향변형 되었다면 요추는 좌측만변형을 이루고, 골반의 왼쪽이 상향변형 되었다면 요추는 우측만변형이 나타난다.

또한 요추와 흉추는 반대 현상을 이룬다. 그러므로 요추가 좌측만 변형되었다면 흉추는 우측만 변형을 이루고, 요추가 우측만 변형이 되었다면 흉추는 좌측만 변형을 이룬다. 이런 이유로 척추측만증의 경우 C자형 측만 보다는 S자형 측만이 더 많이 발생하는 것이다.

이러한 반대적 현상은 전후방 만곡 상태이거나 회전변형에서도 나타난다. 흉추가 전만변형된 사람은 요추가 후만변형 될 가능성이 높고, 요추가 전만변형이라면 흉추는 후만변형 될 가능성이 높다.

걸음걸이를 보면 오른쪽 다리가 앞을 향할 때, 오른쪽 팔이 뒤를 향하게 되는데 이것으로 흉추가 시계방향으로 변형될 때 요추가 시계 반대방향으로 회전한다는 것을 생각할 수 있다.

골반의 오른쪽이 상향변형되는 것은 오른쪽 다리를 많이 사용하거나 오른쪽 다리에 힘을 실어서 걸음을 걷는 사람, 오른쪽 다리가 왼쪽 다리에 비해 강한 사람들에게서 많이 나타난다.

골반의 오른쪽이 뒤로 돌아간 시계방향 회전변형이라면 걸음을 걸을 때, 오른쪽에 비해 왼쪽 발을 디딜 때의 보폭이 더 넓게 된다. 자연스럽게 서있는 자세에서는 오른쪽 다리가 조금 뒤로 향한 자세를 취하는 것이 편한 사람이다 골반의 측만변형은 어느 한쪽 다리에 힘을 주면서 골반을 옆으로 빼는 자세를 습관적으로 취하는 사람에게서 나타나는데, 오른쪽 다리에 힘이 실린다면 골반의 우측만 변형이, 왼쪽 다리에 힘이 실린다면 골반의 좌측만변형이 발생하기 쉽다.

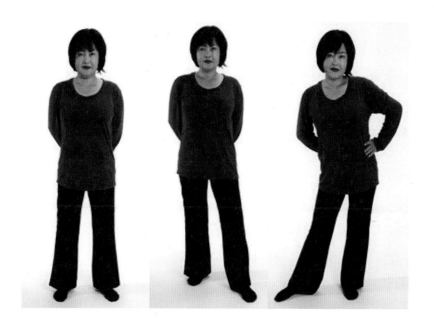

다리 길이에 대한 깔창의 오류

다리의 길이가 다른 것은 골반의 변형이거나 고관절의 이상현상으로 나타나는데, 이 중에서 골반의 변형으로 나타나는 사례가 더 많다.

다리의 길이가 다른 사람에게서 신발 속에 깔창을 끼우는 사람들을 보았는데, 이는 아주 잘못된 생각이다.

첫째, 긴 다리에 깔창을 끼운다면 걸음걸이가 매우 불편해진다.

긴 다리에 깔창을 끼움으로써 좌우의 길이 차가 더 많아졌기 때문에 절름발이가 걸음을 걷듯이 뒤뚱거려진다. 이로 인해서 골반과 척추의 불균형이 나타날 수 있다.

둘째, 짧은 다리에 깔창을 끼운다면 골반의 상향변형을 더욱 악화시킨다.

다리가 짧은 것은 골반의 상향변형 때문인데, 깔창을 끼움으로써 상향변형된 골반이 정상으로 돌아오는 것을 막아주는 역할이 된다. 이는 시력이 나쁜 사람이 안경을 쓰면서 교정시력은 좋아지겠지만, 원래의 시력은 그대로 이거나 더 나빠지는 것과 같은 이치이다.

셋째, 깔창은 골반을 아리송하게 한다.

깔창은 신발을 신었을 때 사용되기 때문에, 밖에서는 깔창을 하지만 실내에서는 맨발로 걷게 되는 이치가 된다. 이것도 저것도 아닌 상태가 되어 골반 스스로가 자신의 위치를 알지 못하게 되어, 교정이 불가능한 상태로 발전 할 수도 있다.

앞서도 말했듯이 다리의 길이가 길고 짧음은 대부분이 골반의 상향변형에서 오는 것이므로 다리를 통해서 교정을 하는 것보다는 골반을 직접적으로 교정하는 것이 더 정확한 방법이라고 할 수 있다.

매스컴 운동법의 오류

　가끔 매스컴에서 허리디스크에는 어떤 운동이 좋다, 혹은 척추측만증에는 어떤 운동이 좋다는 내용이 나오곤 한다. 그러나 이런 운동이 어떤 질환에 좋다는 것은 극히 일부분에만 해당된다는 것을 알아야 한다.

　허리디스크를 살펴보면 일반적으로 요추 1번부터 천골 사이까지 5개의 디스크가 존재하는데(선천적으로 요추가 4마디이거나 6마디인 경우에는 다르지만) 위치적으로 모든 디스크에 같은 운동법을 적용시킨다는 것은 합리적이지 못하다. 디스크의 돌출방향도 누구나 똑같을 수 없기 때문에 돌출방향에 따라 운동법이 달라져야 한다.

　척추측만증의 경우에도 크게 C자형 측만과 S자형 측만이 있으며 척추의 어느 부분이 어느 방향으로 변형되었는가에 따라 운동법이 달라져야 한다. 즉, 요추 4번과 요추 5번 사이의 추간판이 오른쪽으로 후방 돌출되었을 때는 어떤 운동을 해야 하고, 요추 5번과 천골 사이의 디스크가 왼쪽 후방으로 돌출되었을 때에는 어떤 운동을 해야 한다고 설명을 해야 정확하다.

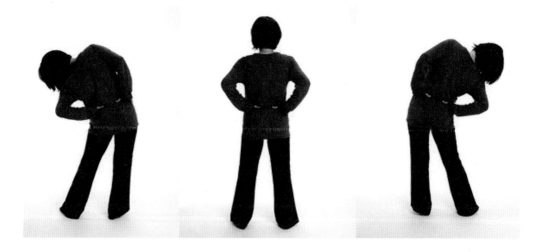

위의 그림은 요추 4번과 요추 5번 사이의 디스크가 돌출되었을 때의 운동방법 중 한가지이다.

가운데 그림과 같이 두 다리를 어깨 넓이로 벌리고 서서 양손으로 허리를 잡는다. 이때, 양쪽의 엄지손가락은 요추 4번과 요추 5번 사이의 횡돌기 부분(허리 벨트가 지나가는 위치)에 위치해야 한다.

왼쪽 그림과 같이 상체를 왼쪽으로 기울이면서 왼쪽 엄지손가락을 척추 방향으로 지긋이 밀면서 누르기를 3초간 지속한다.

이 운동은 요추 4번과 요추 5번 사이의 디스크가 왼쪽 후방으로 돌출되었을 때의 운동이다. 같은 위치의 디스크가 오른쪽 후방으로 돌출되었다면 오른쪽 그림과 같이 운동을 해야 한다.

이 운동을 할 때, 중요한 것은 가운데 그림의 위치에서 숨을 들여마시면서 상체를 어깨 방향으로 서서히 들어 주고, 숨을 천천히 내쉬면서 상체를 오른쪽 혹은 왼쪽으로 기울이고, 동시에 엄지손가락을 척추 방향으로 밀어주기를 실행한다.

3초간 지속할 때에는 숨을 멈춘다.

제자리로 돌아올 때 숨을 들여마시고, 가운데 그림의 자세에서 숨을 내쉰다. 즉, 두 번의 호흡을 하면서 한 번의 운동을 하는 것이다. 상체를 옆으로 숙일 때, 정측방이기보다는 후측방 자세가 되는 것이 바람직하다.

만약 이 운동을 거꾸로 한다면, 다시 말해서 요추 4번과 요추 5번 사이의 디스크가 오른쪽으로 후방 돌출되었을 때, 왼쪽 그림의 운동을 한다면 디스크 돌출의 상태는 더욱 나쁘게 진행될 것이다.

운동법을 정하기 전에 먼저 스스로의 몸 상태를 정확하게 알아야 하는 것이 가장 중요하다. 모든 질환에 적용되는 만병통치 운동법은 없다는 것을 알아야 한다.

체형교정 운동법의 대부분은 불편한 자세이다

바르지 못한 체형은 불의의 사고가 아니라면 편중된 자세에서 시작된다.

사람은 태어나면서 부터 주변의 사람들을 보면서 자세를 습득하게 된다. 대부분의 자세나 행동은 가족들을 보면서 따라하게 되는데, 가족들의 한쪽으로 편중된 자세를 보면서 그대로 따라하다가 습관이 되는 것이다.

오른손잡이의 경우에 책상에 앉아서 글을 쓰거나 식사를 할 때, 오른손만 사용하게 되는데, 이런 자세들은 오른쪽 어깨가 왼쪽 어깨에 비해 약간 앞으로 향하는 자세에서 이루어 지기 때문에 흉추의 우측만변형과 시계 반대방향의 변형을 만든다.

이렇게 변형된 척추를 바르게 교정하기 위한 가장 좋은 방법은 왼손으로 글을 쓰고 식사를 하는 것인데, 이런 행동은 결코 편한 자세로 느껴지지 않는다.

척추의 불균형은 사고가 아닌 경우에 골격근의 불균형에서 시작된다.

골격근은 척추를 중심으로 좌우 대칭되어 있으며 척추를 가로지르는 근육은 없다.

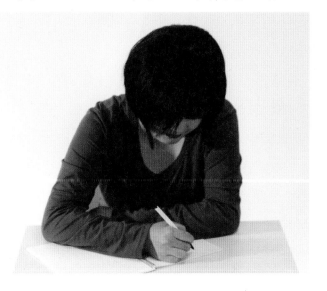

한쪽으로 습관화 된 자세들은 골격근의 어느 한쪽 부분만을 발달시키며, 발달된 근육은 척추를 자기 쪽으로 당기지만, 대칭된 반대쪽의 근육은 발달되지 못했으므로 척추를 자기 쪽으로 당기는 힘이 약하기 때문에 척추는 강한 근육 방향으로 서서히 변형되기 시작한다.

이렇게 변형되는 척추는 성장기에 있어서 그 속도가 더 빠르며, 초기에는 특별한 통증이 수반되지 않는 경우가 많으므로 모르고 지내다가 척추측만증이나 척추의 부분적 변형으로 발전된 후에서야 알게 되는 경우가 많다.

골격근은 좌우 대칭적이기 때문에 비슷하게 발달되어야 균형잡힌 몸을 만들 수 있다. 그러므로 골격근을 비슷하게 발달시키는데 가장 좋은 방법은 좌우가 비슷하게 행동하는 것이다.

글을 쓰거나 식사를 하는 행동을 오른손이 하는 만큼 왼손으로도 해주는 것이 가장 좋은 방법일 것이다.

척추나 골격근이 좌우 비슷하게 균형이 잡혀 있는 사람이라면 좌우의 운동이나 자세들을 비슷하게 실행해주면 된다. 그렇지만 불균형이 되어 척추나 골격근이 비대칭으로 변형된 사람이라면 좌우의 운동이나 자세들을 비슷하게 실행해서는 안 된다.

양쪽의 골격근과 척추의 변형이 있는지를 관찰하고, 약한 골격근은 운동이나 자세를 통해서 강화시켜 주어야 하며, 변형된 척추도 정상적인 위치로 돌아갈 수 있도록 어느 한쪽 방향의 운동이나 자세만을 고집해야 한다.

한쪽을 많이 사용하던, 습관화 된 편한 운동이나 자세들로 인해서 몸이 불균형된 것이기 때문에, 정상적인 균형잡힌 몸을 만들기 위해서는 습관화 되지 못한 운동과 자세들을 해주어야 한다. 이런 자세나 운동들이 편하고 쉬운 자세가 되기는 어렵다.

척추측만증을 위한 노력

척추측만증은 해부학적인 정중앙의 축으로부터 척추가 측방으로 만곡, 또는 편위되어 있는 기형적인 상태이다. 이는 외관상의 문제뿐만 아니라 변형이 심한 경우 주위의 장기를 전위시키거나 압박하여 기능장애를 초래하고 수명을 단축시킬 수 있다.

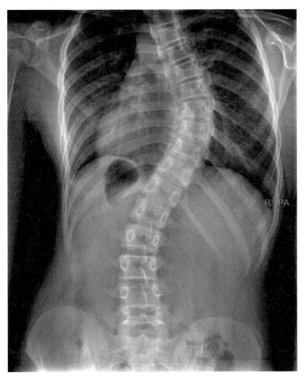

측만증은 일반적으로 성장이 빠른 시기에 나타나며 14세 이전에 발생되는 것이 보통이며 남자보다 여자에게서 3~5배 빈발한다.

따라서 성장기의 학생들은 정기적으로 관찰함으로써 척추측만증을 조기에 발견해야 한다.

척추측만증은 선천성과 후천성으로 나뉘지만 선천성 척추기형보다는 한쪽으로 편중된 자세를 습관화 하거나 사고로 인한 후천성인 경우가 더 많다.

후천성인 경우에는 전문적인 운동과 자세법으로 체형교정이 가능하지만 측만의 상태에 따라서는 보조기구를 착용해야 할 수도 있다.

척추측만증의 상태가 초기라고 하더라도 방관하고 지켜보기만 하면 안 된다.

측만 상태에 알맞은 운동법과 자세법을 찾아서 꾸준하게 노력을 해야만 교정이 된다. 특히 척추측만증의 교정은 스스로의 노력이 가장 중요하지만 가족이나 주변인들의 지속적인 도움도 필요하다.

가족이나 주변인들은 척추측만증의 상태를 함께 인지하고, 척추측만증인 사람이 게으름을 피우거나 잘못된 자세법이나 운동법을 행할 때, 가차없이 지적하여 바른 운동법이나 자세법을 행할 수 있도록 도와주어야 한다.

또한 강한 근육을 풀어서 이완시켜주고, 약한 근육은 근력운동을 통하여 정상적인 근육이 되도록 노력해야 한다.

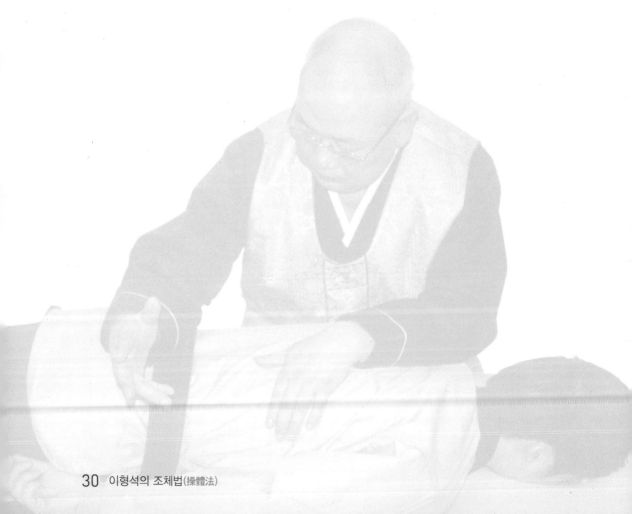

몸이 아프면 귀가 얇아진다

일반적으로 몸이 아프면 하찮은 말에도 귀가 솔깃해진다.

요통으로 시달리는 사람에게 누군가는 뭘 먹고 요통이 사라졌다고 말을 하면 그대로 따라하게 된다. 요통의 종류가 많음에도 불구하고 요통에서 빨리 해방 되고 싶은 마음에 어디선가 어떤 말을 들으면 자신도 따라서 하게 되는데, 이것 은 참으로 위험한 행동이다.

간혹 매스컴에서 어떤 질환에 대한 초기 증상들이 나오면 내가 가진 증상들과 비슷하다는 생각이 들고, 나도 그런 질환에 걸린게 아닐까 하고 생각을 하게 되 지만 정말로 같은 질환에 걸리는 상황은 아주 극소수에 불과하다.

몸이 아픈 사람에게 가장 중요한 것은 스스로의 상태를 최대한 정확하게 알고 판단해야 한다는 것이다. 어떤 질환이 생겼다면 주변 사람들에게 알려서 정보 를 얻고, 인터넷이나 서적을 이용하여 공부를 해야 한다.

이때, 여러 사람들에게 들은 내용들을 무조건 받아들이지 말고, 스스로 공 부한 내용과 비교하여 이해가 되지 않는 부분에 대해서는 이해가 될 때까지 질문해야 한다.

내가 묻는 말에 대해서 제대로 답을 못하는 사람의 말이라면 믿을 필요가 없다.

질문에 대한 답을 제대로 설명해주는 사람을 만났다면 더 이상 다른 곳을 찾 아 다니지 말고, 그 사람을 믿고 치료를 하는 것이 좋다.

치료를 함에 있어서 여러 사람들에게 몸을 맡긴다는 것은 바람직하지 못하다.

보조기는 보조기일 뿐

보조기는 인체의 기능을 보조하는 장치를 말한다. 뇌졸중, 척수손상 등과 같은 영구적 손상이 있거나 일시적인 기능저하가 있을 때, 근육이나 관절이 약해졌을 때, 신경계의 이상 반응 혹은 회복반응에 의해서 관절과 근육에 경직이나 구축이 온 경우에 필요하다.

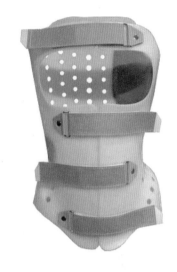

보조기는 신체기능이 약해져 있을 때, 도와주는 역할과 과다한 힘이 들어가거나 변형이 생겼을 경우에 신체를 적절한 형태로 바로잡아주는 역할을 한다.

신체의 손과 발, 팔, 다리, 목과 허리를 포함한 척추 등에 보조기를 적용할 수 있다. 넓은 범위에서는 지팡이나 보행기 같이 걸음을 보조하는 도구들도 포함된다.

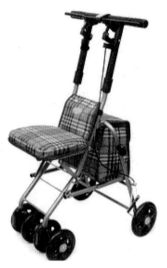

보조기는 인체가 정상으로 돌아오기 전까지 사용하는 것으로 너무 보조기에만 의존할 경우에 인체가 정상으로 돌아오는 시간이 길어질 수도 있다.

또한 보조기는 체형, 습관 등을 고려하여 맞춤형으로 제작되어야 한다. 이미 만들어진 기성제품에 대해서는 그 효과를 장담하기 어렵다.

가령, 의자의 경우를 생각해보면 자신이 앉은키에 비례하여 의자의 높낮이가 달라야 하고, 골반의 변형에 따라 의자 바닥의 생김새가 달라져야 하며, 상반신의 체형, 척추의 변형상태에 따라 등받이의 모양이 달라져야 한다.

체형의 상태에 따라 맞춰지지 않은 보조기는 보조기로서의 역할을 할 수 없을 뿐 아니라 오히려 체형을 더 나빠지게 만들수도 있다는 것을 알아야 한다.

또한 보조기는 보조기일 뿐 치료를 돕는 도구가 아니기 때문에 보조기를 사용하면서 치료도 병행해야 한다.

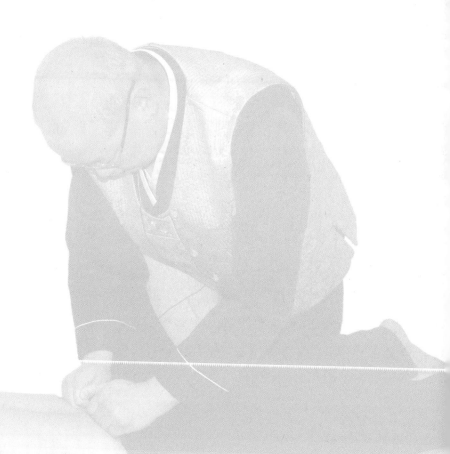

조체법이란?

인체는 스스로 바르게 돌아가려고 하는 자력성질을 갖고 있다. 인체의 내부에 세균이 침범하면 백혈구가 세균과 싸워서 세균을 없애는 것처럼 인체의 모든 조직에는 원래의 자연스러운 이치로 찾아가려는 성질이 있다.

그러나 모든 조직의 주인인 사람이 정상으로 가는 길을 막고 있다면 인체가 지니고 있는 자력성질은 무의미하게 되어 그 본체의 성질을 잊어버린다.

조체법이란 자력성질이 잊어버린 인체에 대하여 외부에서 능동적, 수동적인 힘을 가하여 인체가 잊어버린 원초적 자력성질을 되찾아 주는 요법을 가리킨다. 이로인해 신진대사를 원활하게 만들어주어 질병을 예방하고, 치유하는 우리나라 고유의 수기법 중 한가지이다.

예를들어 인체의 근육들을 생각해보자.

어떤 동작 하나를 수행하려면 수백여 개의 골격근들이 수축과 이완을 반복해야 한다.

이렇게 수축과 이완을 반복하던 근육들은 동작이 멈추었을 때, 수축된 상태에서 정지하게 된다. 이때, 정지된 근육은 스스로의 자력성질을 이용하여 원래대로 이완시키려고 노력하지만, 몸의 주인이 움직임을 게을리하고 동작을 멈춘다면 옆에 있는 다른 근육이나 힘줄, 인대, 관절로 인해 노력이 저지당하게 되고 정지된 근육은 서서히 경직된다.

경직된 근육은 강하면서 짧아지게 되는데, 만약 척추 주변의 골격근이 경직되었다면 경직된 강한 근육은 척추를 자기 쪽으로 당기게 되어 척추를 변형시키기도 한다.

아울러 근육이 오랫동안 경직된 상태로 머무르다 보면 근육은 자기 본체의 형태를 망각하고 수축된 근육을 자신의 원래의 본래적 모습이라고 착각하게 된다. 그리하여 흔히, 마사지 샵에서 근육을 풀 때, 통증이 수반되는 것은 착각한 근육이 이완되는 것을 원하지 않고, 수축된 상태로 있으려는 성질로 인하여 주인에게 건드리지 말라고 반항을 하는 것이다.

근육통이 있다고 근육이완을 게을리하면 근육은 점점 더 경직되고, 주변의 힘줄이나 인대에 영향을 주어 신진대사에 문제를 일으키게 된다. 특히 척추 주변의 근육이 경직이 되면 경직된 근육은 척추를 자기쪽으로 당기게 되므로 척추의 불균형이 나타나게 되며, 변형된 척추 마디에 따라 통증이나 잘못된 증상들이 발생한다.

조체법은 조직이 변형된 사람의 힘을 적게 혹은 크게 이용하여 잘못된 척추나 근육들을 원래의 위치대로 찾아 가도록 유도함으로써 인체의 신진대사를 원활하게 만들어주는데 간편하면서도 빠르게 작용하는 수기법이다.

중국의 편작(죽은 사람도 살려냈다는 유명한 의사)에게는 의사인 두 명의 형이 있었는데, 그들의 명성은 동생만큼 알려지지 않았다.

어느날, 위나라의 임금이 편작에게 물었다. "그대 3형제 가운데 누가 병을 제일 잘 치료하는가?"

임금이 묻자, 이렇게 대답했다.

"큰형님은 어떤 이가 아픔을 느끼기 이전에 얼굴빛을 보고 그에게 병이 있을 것임을 예감하고 병의 원인을 제거해서 환자는 아파보지도 않은 상태에서 치료받고 자기의 고통이 사라졌다는 사실을 미처 알지 못해서 의술이 가장 훌륭한데 명의로 소문나지 않고,

둘째 형님은 상대방의 병세가 미미한 상태에서 그의 병을 알아보고 치료해주

어 환자는 둘째 형님이 자신의 큰 병을 낫게 해주었다고 생각하지 못합니다. 그래서 다음으로 훌륭하고...

저는 병이 커지고 환자가 고통 속에서 신음할 때가 되어서야 비로소 병을 돌봅니다. 환자의 병이 심하므로 그의 맥을 집고 진기한 약을 먹이고 살을 도려내는 수술도 해야 합니다. 사람들은 저의 그러한 행동을 보고 제가 자신의 병을 고쳐주었다고 믿게 됩니다. 제가 명의로 소문이 나게 된 이유는 여기에 있습니다."

이처럼 질병이 생기기 전에 관리하는 것이 으뜸이지만 사람들은 아프지 않으면 관리를 소홀히 한다. 사람은 나이가 들어갈수록 떨어진 체력을 원상태로 돌리는 것이 어려워진다.

따라서 체력이 떨어지기 전에 관리를 꾸준히 하는 것이 바람직하다.

체형을 바르게 하는 여러가지 수기법 중에서 한 가지인 조체법은 활법(活法)에 그 역사를 두고 있다. 1980년대에 이르러 여러 수기법의 고수들이 활성화시키려고 노력했지만 여러가지 이유로 인해서 아직까지도 생소한 이름으로 남아 있다.

조체법은 누구나 쉽게 배우고 익힐 수 있는 수기법으로 가장 빠른 시간 내에 체형을 균형있게 변화시켜주는 우리나라 고유의 전통 수기술(手技術)이다.

1) 조체법이 필요한 사람들

조체법은 다음과 같은 증상들에 좋은 효과가 있다.

1) 거북목이나 일자목

2) 어느 한쪽으로 목을 돌리기 불편한 사람

3) 오십견으로 팔을 들지 못하는 사람

4) 어깨를 돌리거나 뒤로 올리기 불편한 사람

5) 손목터널증후군

6) 유연성이 떨어진 사람

7) 골반의 변형으로 허리의 좌우 회전각도가 다른 사람

8) 고관절의 변형으로 인한 다리의 불편함

9) 누워서 다리를 드는 각도가 좌우 다른 사람

10) 무릎을 접었다 펴기가 불편한 사람

11) 한쪽 다리에 힘이 없는 사람

12) 허리 펴기가 불편하거나 통증이 있는 사람

13) 기타, 좌우의 균형이 안맞는 사람

2) 조체법을 시행하기 전에..

조체법을 시행하기 전에 반드시 해야 할 일이 있다.

1) 조체법을 시행할 부위가 어디인지를 체크한다.

2) 척추의 문제인지 근육의 문제인지를 체크한다.

3) 과거의 사고나 병력이 있는지를 체크한다.

4) 시행할 부위의 근육을 충분하게 이완시켜준다.

3) 조체법 실행 요령

조체법을 실행하기 전에 반드시 동작을 2~3회 반복하여 긴장감을 완화시키고, 실행할 때는 숨을 크게 쉬도록 유도한 후에 숨을 내쉬거나 멈추고 있을 때 해야 한다.

긴장을 하거나 숨을 들여 마시는 순간에, 조체법을 실행하게 되면 효과도 없을 뿐 아니라 오히려 악영향을 초래할 수도 있으니 유념해야 한다.

같은 방법의 조체법을 3회 반복하여 실행하면 되는데, 이때 더 많은 횟수를 실행한다고 해도 더 많은 효과가 발생하지는 않는다.

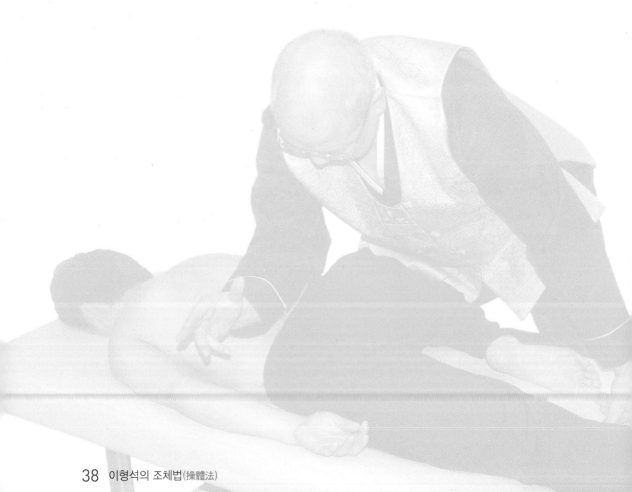

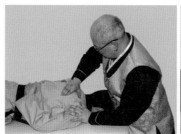
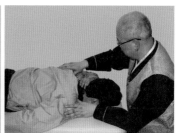
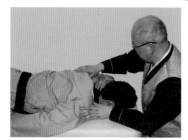
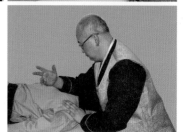
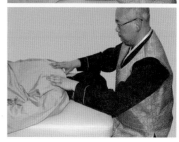

1. 기초 해부학

해부학은 생명체를 이루고 있는 구조물(세포, 장기, 조직)의 생김새, 크기, 위치 등에 대하여 연구하는 학문이다.

인체에는 수많은 세포, 조직, 장기와 몇가지의 장기가 모여 일련의 기능을 행하는 계로 이루어져 있다. 이러한 구조물은 각 객체에서 특정한 모양과 크기로 특정한 곳에 위치하고 있다.

해부학은 연구하는 방법에 따라 육안해부학과 현미경해부학으로 나뉘어진다. 여기에서는 조체법을 시행하기 위하여 기본적으로 알아야 하는 구조물에 대한 기초적인 지식에 대하여만 기술하였다.

1) 세포

　몸을 이루고 있는 아주 작은 단위이다. 300여년 전에 로버트 훅이라는 과학자가 현미경으로 발견한 생물의 구성 단위로 인체에는 60~100조 개의 세포가 있다.

　둥근 모양의 핵이 있고, 핵 속에는 세포를 유지하고 만드는데 필요한 모든 정보가 있다. 세포에 힘을 주는 에너지 창고인 미토콘드리아, 단백질을 만들어 주는 리보솜, 세포 내에서 단백질과 지방을 적절히 나누어 보내 주는 골지체로 형성되어 있다.

　몸의 부분마다 세포의 모양은 각기 다르다. 자극을 빨리 전달해야 하는 신경세포는 긴 전깃줄처럼 생겼으며, 각 세포끼리 길게 연결되어 있다. 백혈구나 적혈구같이 동그란 모양으로 혈액 속을 자유롭게 떠다니는 세포도 있다.

　각 세포들은 일정 기간이 지나면 죽고, 또 새로운 세포가 생성된다.

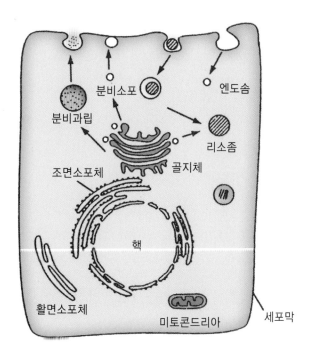

2) 조직

1. **상피조직** : 세포가 밀착해서 배열되고, 세포 사이에는 소량의 세포간 물질이 있어서 이들을 결합시키고 있다.

2. **결합조직** : 다른 조직과 조직을 결합시키는 기능을 가지며, 기본세포는 서로 떨어져 있고, 그 사이에는 기초물질인 세포간 물질에 의해 채워져 있다.
   섬유성 결합조직에는 콜라겐 섬유와 엘라스틴 섬유가 있으며, 소성 결합조직에는 콜라겐 섬유가 존재하고, 여기에 각종 세포가 함유되어 있다.
   이 조직은 모든 기관에 있으며, 특히 선(腺)의 하부 및 피하 등에 많이 있다.

3. **연골조직** : 연골세포와 연골기질로 이루어져 있고, 기질에는 콘드로이틴황산이 다량 함유되어 있다.

4. **골 조 직** : 골세포와 골기질로 형성된다.

5. **근육조직** : 민무늬근은 근세포의 모임이며, 골격근은 근원세포가 증식을 거듭한 후에 분열을 정지하고, 근섬유와 가로무늬가 분화함에 따라 세포윤합을 하여 다핵체(多核體)를 만든다.
   심근은 가로무늬를 가지는 단일세포의 집합이다.

6. **신경조직** : 신경계를 이루고 있는 조직이다.

7. **혈액 및 림프** : 기본세포가 혈구(血球)이고, 기질이 액체로 변화한 특수한 결합조직이다.

3) 혈액

혈액은 전신의 혈관을 통해 흐르고 있으며, 체중의 약 8%를 차지하므로, 성인의 경우 4~6L 가량의 혈액이 전신을 순환한다. 혈액의 55%는 액체성분인 혈장으로 구성되고, 나머지 45%는 세포성분의 혈구성분으로 이루어진다.

혈액은 적혈구 내의 헤모글로빈이라는 혈색소로 붉은 색을 띠게 되고, 혈액의 세포성분이 제거된 혈장은 단백질이 녹아 있어 물보다 5배 정도 점도가 높고 노란색이다.

혈장 내의 무기염류 등에 의해 산도(pH)는 평균 7.4 정도로 유지되고 삼투압은 0.9%로 유지된다.

혈액은 혈관을 통해서 온몸에 산소와 영양소를 공급해주고 노폐물을 운반하여 신장을 통해 배설될 수 있도록 한다.

또한 내분비기관에서 분비되는 호르몬의 운반, 외부의 병원체에 대한 방어 및 체온조절을 담당한다.

혈액은 혈장과 혈구로 이루어지며 혈구는 백혈구, 적혈구, 혈소판으로 구분된다.

적혈구는 헤모글로빈을 통해서 산소를 운반하고, 백혈구는 외부의 침입에 대해 반응하며 혈소판은 혈장 내의 단백질과 혈액의 응고에 대한 역할을 한다.

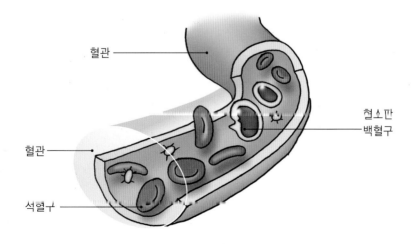

혈관

혈관

적혈구

혈소판
백혈구

4) 림프(임파 : 淋巴)

림프는 림프계를 흐르는 무색, 황백색의 액체이며 한자로 임파라고 한다.

혈액은 동맥에서 모세혈관을 거쳐 정맥으로 순환하고, 일부 혈액이 세포들 사이에 남게 되는데 이를 간질액, 또는 조직액이라 하며 간질액이 림프모세혈관으로 모이게 되는 것을 림프액이라고 한다.

림프액은 림프관을 흐르다가 흉강에서 흉관(가슴 림프관) 및 오른쪽 림프관으로 모이고, 다시 정맥혈관 내로 주입되어 혈류의 일부를 이루게 된다.

정상적으로 알칼리성의 무색, 황백색의 액체로 림프구와 기타 백혈구와 같은 세포성분 및 혈장단백질 등 기타 성분으로 구성되어 있다. 소화관에서 영양성분을 운반하는 매개체 역할을 하며, 정맥계에 합쳐져 혈액 내로 림프구를 공급한다.

림프구는 조직액에 침투한 세균과 같은 이물질 및 종양 등을 방어하는 작용을 한다.

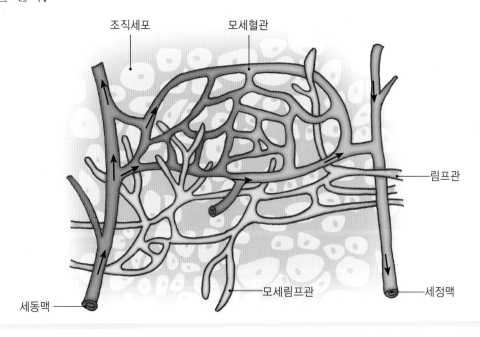

5) 신경

　신경계는 크게 뇌와 척수로 구성되는 중추신경계와 신체 전체에 분포하는 말초신경계로 구성되어 있다.

　뇌의 무게는 체중의 약 2.5%이고, 혈액의 양은 약 20%, 산소소비량은 20~25%이다.

　뇌는 기능상 시각, 후각, 미각, 청각, 피부감각을 느끼는 감각령과 팔, 다리, 머리, 몸통 등의 운동중추인 운동령, 정신작용과 조건반사의 중추인 연합령으로 구성되어 있다. 척수는 뇌와 말초신경 사이에 흥분을 전달하는 통로이다.

　감각신경은 척수의 등쪽에 있는 통로를 통해 연결되고, 운동신경은 배쪽의 통로를 통해 척수와 연결되어 있다.

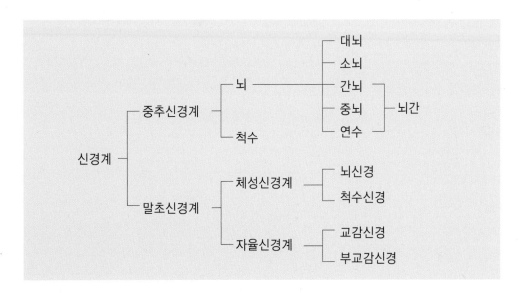

　체성신경계는 대뇌의 자극을 받아 의식할 수 있는 자극과 반응에 관여하는 신경계로, 감각기가 수용한 자극을 중추신경으로 보내고, 중추신경의 명령을 근육 등의 반응기로 보내는 역할을 한다.

뇌신경은 12쌍, 척수신경은 31쌍으로 이루어져 있다.

자율신경계는 대뇌의 지배를 받지 않고, 우리 몸의 기능을 자율적으로 조절하한다. 이때, 교감신경과 부교감신경의 길항작용에 의해 조절된다.

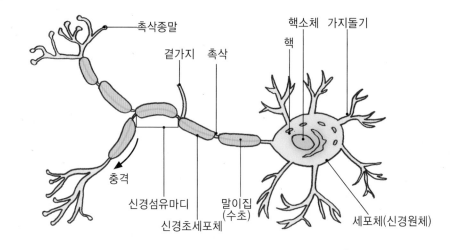

6) 골격근

일반적으로 뼈에 붙어 있는 근육을 말한다.

움직임, 자세의 유지, 관절의 안정을 유지하는 기능이 있고, 혈액순환 및 열 생산 등에도 관여한다.

가로무늬근으로 방추형 세포에 줄무늬가 배열되어 있고 자의적으로 움직이고 통제할 수 있으므로 수의근이다. (페이지 81~84 그림 참조)

근육은 수축만 가능해서 힘줄이나 뼈를 서로 끌어 당기는 역할만 한다.

그러나 붙어 있는 위치나 방향에 따라서 뼈가 각운동을 할 수도 있고, 회전운동을 할 수도 있으며, 수축하는 정도에 따라 다양한 강도의 힘을 낼 수 있다.

하나의 관절을 움직이는 근육은 여러 개 이므로 반대 방향으로의 움직임을 만들기도 하고(길항근), 비슷한 운동을 만들어내기도 한다(공동근).

다양한 근육의 작용으로 굽힘, 폄, 내전, 외전, 내회전, 외회전, 올림 등의 동작이 가능하다. 수의적으로 조절할 수 있어서 우리가 원하는 동작을 할 수 있게 한다.

7) 장기(臟器)

　장(腸), 기관(器官), 방광, 요도, 정관, 난관, 자궁 등과 같은 관상(管狀), 간, 신장, 정소, 난소, 갑상선, 부신 등과 같은 낭상(囊狀)의 내장관에 대하여 분비 기능을 가지고 장기에 특유의 세포 집합으로 이루어진 장기를 실질적 장기로 구별한다.

　실질적 장기의 대부분은 선(腺)으로 간주되고 있으며, 간질(間質)이나 지질(支質)로 구성되어 있다.

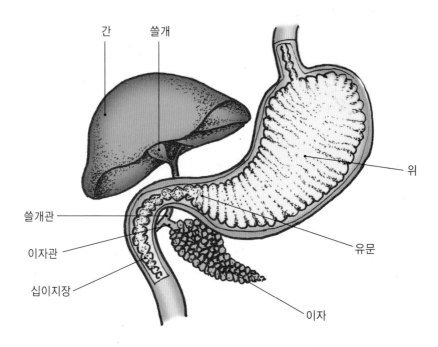

　오장(五腸)은 내부가 충실한 것으로 간장, 심장, 비장, 폐장, 신장을 말하고, 육부(六附)는 내부가 공허한 기관으로 대장, 소장, 쓸개, 위, 삼초, 방광 등을 말한다.

8) 뼈

태아의 골격은 대부분 연골로 구성되며, 성숙됨에 따라 점차 뼈와 연골로 대치된다.

골모세포가 골세포로 분화함으로써 골조직이 형성된다.

체지골격 (팔, 다리뼈 16개)	상지골 (팔뼈 64개)	상지대 (팔 이음뼈 4개)	쇄골, 견갑골
		자유상지골 (자유팔뼈 60개)	상완골, 요골, 척골, 수근골, 중수골, 수지골
	하지골 (다리뼈 62개)	하지대 (다리이음뼈 2개)	장골
		자유하지골 (자유다리뼈 60개)	대퇴골, 슬개골, 경골, 비골, 족근골, 중족골, 족지골
체간골격 (몸통뼈 80개)	두개골 (머리뼈 22개)	뇌두개골 (뇌머리뼈 8개)	전두골, 두정골, 측두골, 후두골, 접형골, 사골
		안면두개골 (얼굴머리뼈 14개)	관골(광대뼈), 상악골, 하악골, 비골, 서골, 누골, 구개골
	이소골(귓속뼈 6개)		추골, 침골, 종자골, 등골
	설골(목뿔뼈1개:다른 뼈들과 직접 관절을 이루지 않는 유일한 뼈)		
	척추26개	경추 7개	
		흉추12개	
		요추 5개	
		천추 1개	
		미추 1개	
	흉골(복장뼈 1개) 늑골(갈비뼈 24개)		

뼈의 성장에는 성장호르몬, 성호르몬, 갑상선호르몬, 비타민D 등이 관여하며 골단판(성장판)에 의해 일어난다.

뼈는 골마, 골질, 골수간, 골단으로 이루어져 있으며, 무기질(칼슘, 인) 45%, 유기질(대부분 콜라겐) 35%, 물 20%로 구성되고 인체 조직 중에서 수분 함량이 가장 적다.

척추는 26개의 뼈와 23개의 추간판으로 구성되는데 경추 7개, 흉추 12개, 요

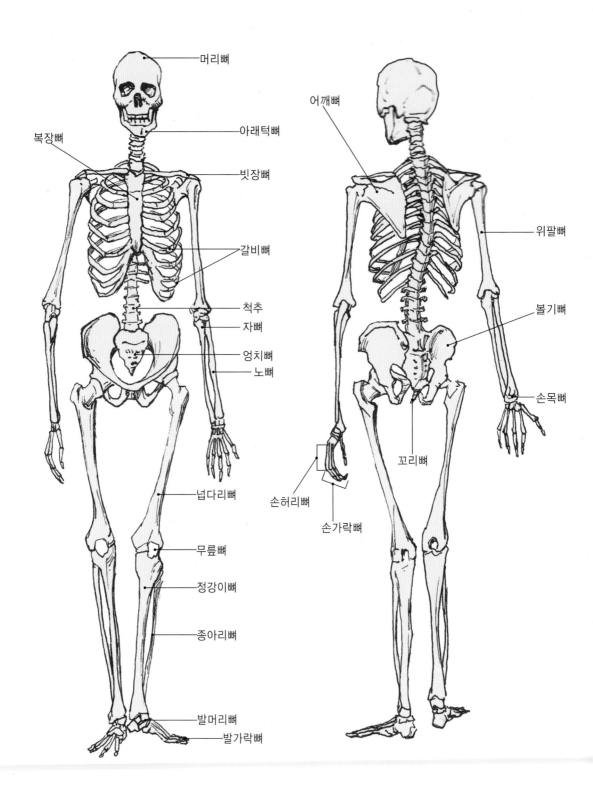

머리뼈

아래턱뼈

빗장뼈

복장뼈

갈비뼈

척추

자뼈

엉치뼈

노뼈

넙다리뼈

무릎뼈

정강이뼈

종아리뼈

발머리뼈

발가락뼈

어깨뼈

위팔뼈

볼기뼈

손목뼈

꼬리뼈

손허리뼈

손가락뼈

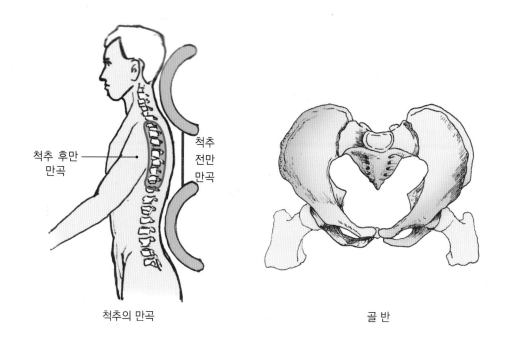

척추 후만 만곡

척추 전만 만곡

척추의 만곡

골 반

추 5개, 천골 1개(5개의 뼈가 유합됨), 미골 1개(4개의 뼈가 유합됨)로 이루어 지며 흉추에는 12쌍의 늑골이 연결되어 있고, 두개골과 경추 1번, 경추 1번과 2번 사이, 천골과 미골 사이에는 추간판이 없다.

골반은 대야(Pelvis)라는 뜻을 가지고 있으며, 관절 혹은 융합되어 붙은 여러 뼈들 위에 골반 가로막의 근육들과 인대들이 합쳐져서 원통형 구조를 이룬다.

이는 상체의 무게를 받아서 고관절을 통해 두 다리로 전달하며, 반대로 걷거 나 점프할 때처럼 두 다리에서 오는 충격을 흡수하기도 한다.

골반은 장골(엉덩뼈), 좌골(궁둥뼈), 치골(두덩뼈)로 구성되며 뒷쪽으로 천골 (엉치뼈)과, 미골(꼬리뼈)도 연결되어 있다.

9) 관절

관절이란 뼈와 뼈가 함께 연결되는 부분에 대한 명칭이다.

* 절구관절 : 한쪽 관절면은 공모양, 다른쪽 관절면은 컵 모양이어서 회전할 수 있는 관절로 엉덩관절(고관절)과 어깨관절(견관절) 등이 있다.

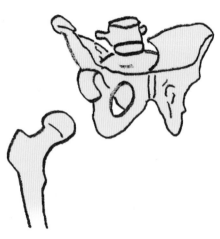

절구관절

* 경첩관절 : 볼록한 관절면 반대쪽의 오목한 관절면에 고정되는 형태로 주로 한쪽에서의 움직임만 가능하다. 팔꿉관절(주관절), 무릎관절(슬관절), 손가락 마디관절(수근관절), 발목관절(족관절) 등이 있다.

* 미끄럼관절 : 양쪽의 관절면이 대체로 평탄하며 움직임이 제한된다. 갈비-척추관절, 봉우리-빗장관절 등이 있다.

* 타원관절 : 한쪽 관절면의 타원형 돌기가 반대측의 타원형 공간에 맞아 고정되므로 두개의 평면에서 움직임이 가능하며 고리-뒤통수관절이 대표적이다.

* 안장관절 : 양쪽 관절면이 말 안장 모양이어서 볼록한 면들이 직각으로 엇갈린다.
엄지손목-손허리관절이 대표적이다.

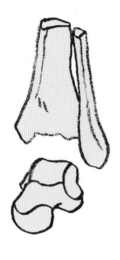

경첩관절

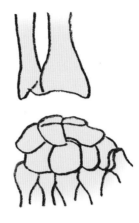

미끄럼관절

* **중쇠관절** : 한쪽의 둥글게 튀어 나온 돌기 모양의 관절면이 반대측의 반지모양 구조 속으로 맞아 들어가므로 회전이 주된 움직임이다.

엉덩관절의 구조는 깊숙하고 튼튼한 여러 개의 근육으로 덮혀 있지만, 어깨관절의 구조는 얕고 튼튼하지 못하므로 부상이 쉽다.
탈골은 뼈가 정상 위치에서 벗어나 있으며, 주변의 인대에도 손상이 미친다.
고리-중쇠관절이 있다.

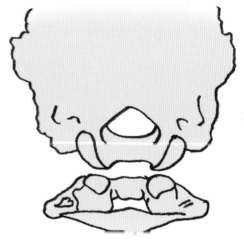

타원관절

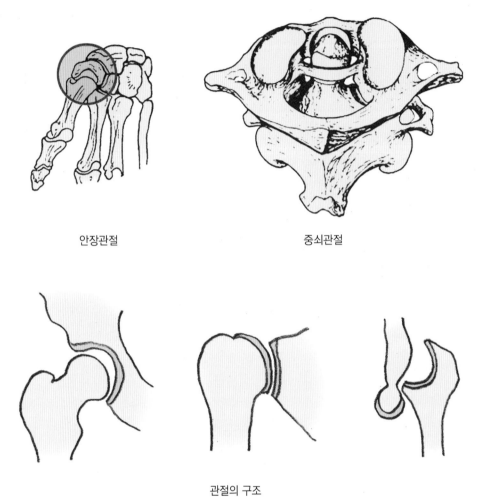

안장관절   중쇠관절

관절의 구조

10) 인대

인대는 콜라겐 섬유가 평행하게 치밀한 다발을 이룬 것이다.

대개는 관절주머니의 겉층에서 시작되지만, 관절을 이루지 않는 인접한 뼈들을 이어 주기도 한다.

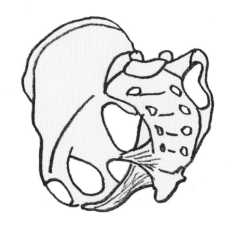

엉치뼈-궁둥뼈 사이의 인대

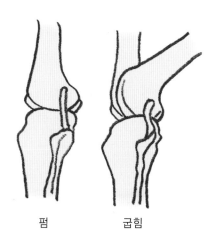

펌   굽힘

슬관절의 바깥쪽 겉인대

인대는 주로 관절을 수동적으로 강화하거나 고정시키는 기능을 담당한다. 인대는 근육과는 달리 수축할 수 없고, 황색 탄력섬유를 다량으로 함유한 소수의 인대를 제외하고는 이완하는 것도 불가능하다.

인대는 특정 자세에서 팽팽해지지만 다른 자세에서는 느슨해진다.

또한 인대는 힘의 세기, 통증, 움직임, 관절의 위치를 감지할 수 있는 몇가지의 감각신경세포가 들어 있는데, 이런 감각신경세포는 끊임없이 정보를 뇌로 전달하고, 뇌는 운동신경세포를 통해 근육으로 신호를 보낸다.

몸을 과도하게 움직이게 되면 인대의 부분 손상이나 파열을 초래하기도 한다.

11) 관절주머니

관절을 감싸주어서 윤활액이 새지 않도록 하며, 관절을 이루는 두 뼈의 끝을 단단히 잡아매는 역할을 한다.

관절주머니의 겉층은 주변의 골막이 계속되어 이루어진 것으로 치밀한 결체조직으로 구성되고, 속층은 윤활막으로 헐렁한 결체조직이다.

관절주머니는 움직임을 제한해야 하는 곳에서 더욱 튼튼하다.

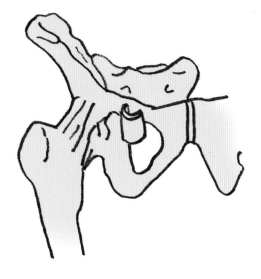

관절주머니의 일부를 열어본 모습

12) 연골

뼈의 관절면을 덮고 있는 반질반질한 하얀 결체조직이다.

연골은 윤활주머니의 일부가 되고, 그 아래에 있는 뼈 조직을 보호한다.

움직임이 발생하면 중력과 움직임 자체로 인한 마찰을 받게 되는데, 연골은 강하고, 질기며, 매끄럽기 때문에 이를 잘 견디며 충격을 흡수하지만 맞닿는 뼈들은 조금씩 미끄러질 수도 있다.

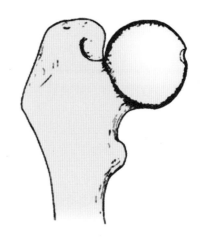

넙다리뼈 연골

연골에는 혈관이 없으며, 필요한 양분은 윤활액 연골주위막, 골막에서 공급을 받는다.

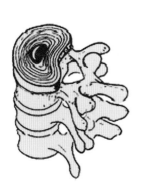

척추사이 추간판

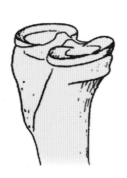

반달연골

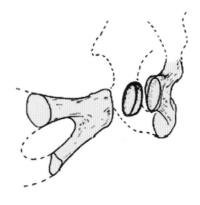

두덩결합

섬유연골에는 콜라겐 섬유(백섬유)가 다량 함유되어 있어서, 충격을 흡수할 수 있다. 이는 척추사이 추간판, 무릎과 다른 큰 관절의 반달연골, 두덩결합에서 볼 수 있다.

연골은 외부에서 발생되는 충격이나 관절을 이루는 뼈들의 끝이 잘 맞아 들어가지 않을 때, 마모가 심해지면서 손상될 수 있다.

관절에 대한 대표적인 질환으로는 류마치스성 관절염, 골 관절염 등이 있는데 염증과 통증, 관절과 주변 근육의 경직이 수반된다.

13) 힘줄(腱)

근수축으로 생기는 물리적 힘을 뼈에 전달하는 결합조직이다.

한쪽 끝은 근육섬유에 단단히 연결되어 있고, 다른 쪽은 뼈에 붙어 있다.

고밀도의 섬유성 결합조직인 힘줄은 주로 섬유아세포라고 불리는 방추모양의 세포와 콜라겐 섬유로 이루어져 있으며 조성은 인대나 건막과 유사하다.

근수축으로 인한 스트레스를 견디는 엄청난 장력은 강하고 질긴 많은 양의 콜라겐 섬유에 의하여 생성된다.

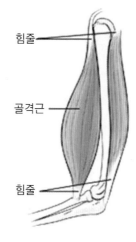

윗팔의 힘줄

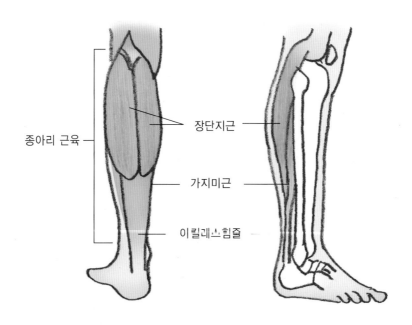

2. 조체법에서 다루는 관절들

조체법에서 다루는 관절들에 대한 내용이다.

사람이 움직임에 문제가 생긴다는 것은 관절 혹은 관절 주변의 조직에 대하여 문제가 생겼다는 뜻도 된다.

관절이란 뼈와 뼈가 연결되는 부분을 말하며, 운동학적으로는 주로 가동관절을 말한다.

여기에서는 각 관절의 정상 운동범위에 대하여 알아본다.

1) 경추

경추는 7마디의 뼈로 이루어져 있으며, 두 개골과 경추 1번, 경추 1번과 경추 2번 사이를 제외하고는 뼈 사이에 추간판이 있다.

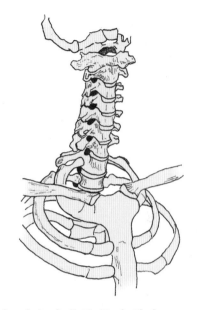

경추의 신경학적 레벨은 아래 그림과 같으며, 이에 따라 경추 6-7번 사이의 디스크 돌출은 세번째 손가락의 저림증상이 나타나기도 한다.

경추의 정상적인 관절운동범위는 넓은 시야를 볼 수 있게 할 뿐 아니라 예민한 평형 감각에도 기여한다.

경추의 운동범위에는 굴곡, 신전, 좌우의 회전, 좌우의 측굴 등이 있다.

굴곡과 신전을 담당하는 약 50%는 후두골과 경추 1번 사이에서 일어나며 나머지 50%는 다른 경추에서 비교적 균등하게 일어난다. (회전의 약 50%는 경추 1번과 경추 2번에서 일어난다. -William Fielding)

목을 상하로 끄덕이는 동작에서 목을 숙일 때, 턱이 가슴에 닿아야 하며, 목을 들었을 때에는 천장을 바라볼 수 있어야 정상 운동범위로 본다.

머리를 좌우로 돌릴 때, 부드럽게 호를 그리면 정상으로 간주하고, 좌우로 기울일 때에는 턱이 거의 어깨선까지 올 수 있어야 한다.

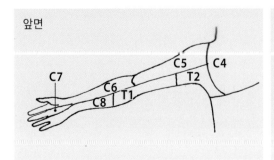

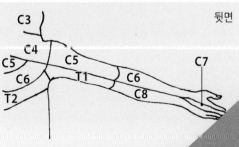

2) 어깨관절(견관절)

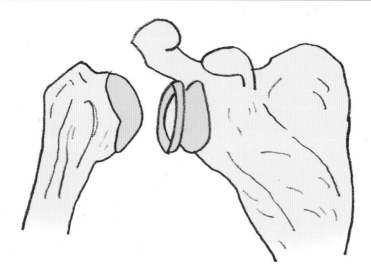

위팔뼈(상완골)는 연부조직, 근육, 인대, 관절낭에 의하여 어깨뼈(견갑골)에 매달려 있으며, 뼈에 의하여서는 단지 약간 받쳐져 있을 뿐이다.

따라서 고관절보다는 쉽게 탈구될 수 있으며, 또한 재발도 빈번하게 나타난다.

어깨뼈 관절의 운동범위는 외전, 내전, 신전, 굴곡, 내회전, 외회전 등으로 폭넓고 다양한 운동을 할 수 있도록 해준다.

견관절의 정상 운동범위

팔을 머리 뒤로 하여 반대측 견갑골의 상부에 닿으면 정상.

팔을 등 뒤로 하여 반대측 견갑골의 하부에 닿으면 정상.

팔을 가슴 앞쪽으로 올려서 반대측 견봉에 닿으면 정상.

팔꿈치를 편 채로 양팔을 옆으로 올려서 머리 위에서 두 손이 닿으면 정상.

팔을 옆으로 어깨 높이 만큼 들어 올린 후, 천천히 내릴 수 없다면 회전근개의 열상이다.

또한 견관절의 운동범위가 정상적이지 못하다면 오십견을 의심해야 한다.

심근경색은 왼쪽 어깨에서 방사통이 나타날 수 있으며, 경추 디스크 돌출에서도 어깨통증이 발생할 수 있다.

3) 팔꿈치관절(주관절)

주관절은 상완골과 요골, 척골이 모여서 이루어지는 부위를 말한다.

주관절의 운동범위는 굴곡, 신전, 전완회내와 전완회외의 네가지 운동을 한다.

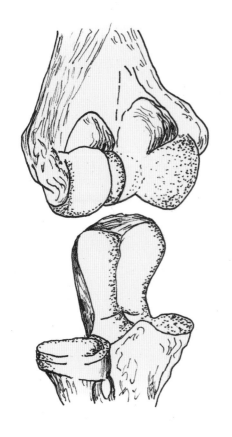

주관절의 정상 운동범위

팔꿈치를 옆구리에 붙인 상태에서 전완은 어깨 방향으로 140도까지 올라가면 정상.

또한 같은 상태에서 주먹을 쥔 상태로 손등과 손바닥이 천장을 향할 수 있으면 정상으로 본다.

상완과 전완이 일직선상에 놓이면 정상.

팔꿈치를 완전히 폈을 때, 위 팔뼈의 세로축과 이루는 각을 운반각이라 하는데 남성은 10-15도 이며, 여성은 더 크다.

테니스엘보 진단법

불편이의 팔꿈치를 잡아 고정하고 주먹을 쥔 채로 손목을 상하로 신전하도록 한다.

시범자는 불편이의 손등을 잡고, 굴곡 방향으로 저항을 준다.

불편이에게 테니스엘보 증상이 있다면 수근 신전근군의 기시부분인 외측상과에 갑자기 심한 통증을 느끼게 될 것이다.

바깥관절위융기염을 테니스엘보라 하고, 안쪽관절위융기염을 골프엘보라고
한다.

경추의 추간판탈출증, 고관절염, 수근관절의 류마치스관절염, 견관절의 병변
이 있는 경우에 주관절에 관련통이 나타난다.

4) 손목관절(수근관절)

수근관절의 운동범위는 굴곡, 신전, 요측굴곡, 척측굴곡, 전완의 회내, 전완의 회외 등이다.

수근관절의 정상 운동범위

수근관절의 척측 편위는 50도, 요측 편위는 20도가 정상 기준이다.

손바닥을 편 상태로 손목을 손등 방향으로 올리는 기준은 70도, 손바닥 방향으로 내리는 기준은 80도 이다.

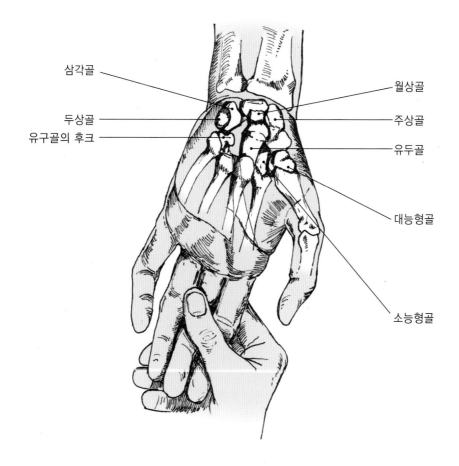

삼각골
두상골
유구골의 후크

월상골
주상골
유두골
대능형골
소능형골

수근관증후군(손목터널증후군)

손목 앞쪽의 피부조직 밑에 손목뼈들과 인대들에 의해 형성된 통로를 수근관 혹은 손목터널이라 하는데, 여러가지 원인으로 좁아지거나 내부 압력이 증가하면 여기를 지나는 신경이 손상되어 손바닥이나 손가락에 불편함이 생긴다.

이를 수근관증후군 또는 손목터널증후군이라 말한다.

자연스러운 자세에서 한 손가락만 신전되어 있다면 손가락의 굴곡근건이 손상되었거나 단열을 의심해야 한다.

손톱의 색깔이 청백색이거나 흰색은 빈혈이나 순환장애를 나타낸다.

안쪽으로 굽은 손톱은 호흡기나 선천성 심장질환을 의미하기도 한다.

손가락 피부의 건조함은 말초신경 손상을 의심한다.

손목과 손가락은 구분하여 생각해야 한다.

(이 책에서는 손가락에 대한 조체법은 다루지 않는다.)

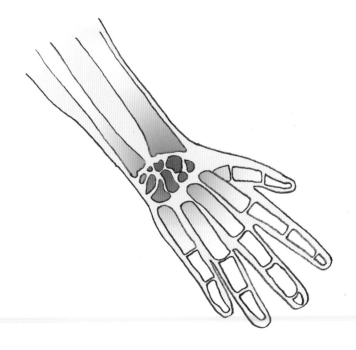

5) 요추

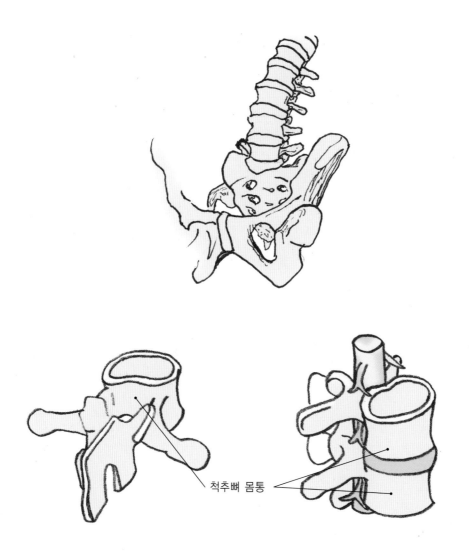

척추뼈 몸통

요추의 추체들은 추간판으로 인해 분리되어 있으며, 추간판은 섬유륜과 수핵으로 구성되고, 추체 사이의 운동범위는 추간판의 외력에 대한 저항과 놀기 사이의 관절면의 크기와 각도에 의해 결정된다.

척추의 운동은 추간판이 가장 두껍고, 관절면이 가장 넓은 곳에서 가장 크게 일어난다.

이런 두 가지 조건을 잘 갖추고 있는 곳이 요추 4번, 요추 5번이며, 운동범위가 크게 일어나는 곳은 상해 받을 기회도 더 많기에 추간판탈출증이나 골관절염도 다른 요추에 비해 자주 나타난다.

요추는 전방으로 10~15도 휘어져 있다.

요추의 운동범위는 굴곡, 신전, 외측굴곡, 회전 등이다.

요추의 정상 운동범위

선 자세에서 상체를 앞으로 숙였을 때, 손가락 끝이 땅에 닿으면 정상으로 본다.

선 자세에서 상체를 뒤로 제쳤을 때, 가슴이 천장을 향하면 정상으로 본다.

요추의 외측 굴곡의 운동범위는 좌우가 같아야 한다.

요통의 종류별 증상

요추의 변형 : 변형된 요추 주변의 통증.

골반의 변형 : 골반과 허리의 통증.

좌골신경통 : 좌골과 엉치의 통증, 고관절과 다리의 무거움, 보행곤란.

허리디스크 : 허리의 통증과 다리의 저림증상.

요추관협착증 : 보행곤란, 쉬지 않고 걸을 수 있는 거리가 점차 줄어듦.

압 박 골 절 : 허리통증과 압박골절된 부위를 만지기만 해도 놀랄만한 통증 수반.

강직성척추염 : 아침에 허리 뻣뻣함, 허리의 마비증상.

6) 고관절

고관절의 운동범위는 굴곡, 신전, 내전, 외전, 내회전, 외회전 등이다.

서혜부(아랫배와 접한 넓적다리의 주변)에는 안쪽으로부터 대퇴정맥, 대퇴동맥, 대퇴신경이 지나간다.

서혜인대는 앞쪽 장골에서 치골로 이어지는 부분에 위치한다.

고관절의 정상 운동범위

X-ray 상에서 정상적인 고관절의 각도는 120도 이다.

누운 자세에서의 정상적인 고관절의 굴곡은 135도 이다.

누운 자세에서 두 발등을 잡고 외회전 시켰을 때의 무릎 슬개골의 위치는 수직선상에서 45도 만큼 외회전하고, 두 발등을 잡고 내회전 시켰을 때의 슬개골의 위치는 수직선 상에서 35도 만큼 내회전한다.

누운 자세에서 고관절의 외회전은 40~50도, 내회전은 20~30도 정도이다.

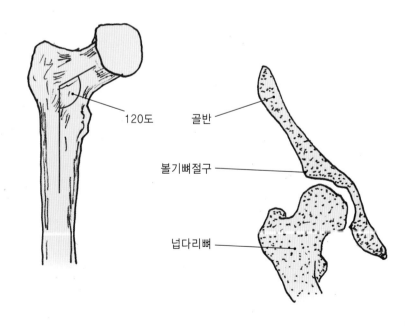

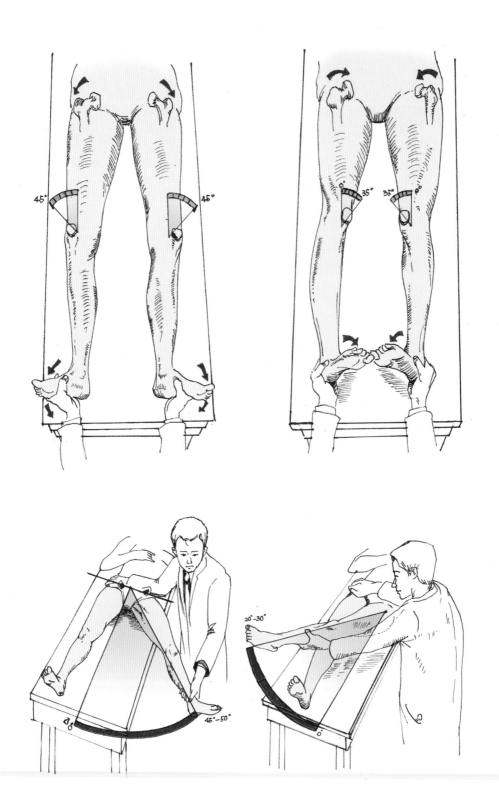

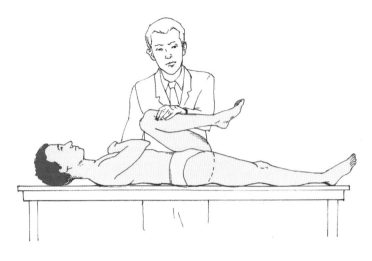

고관절 관찰법

똑바로 눕도록 지시하고, 두 무릎을 세운다.

머리부터 발끝까지 일자가 되도록 조정하고, 두 발바닥의 위치가 같도록 보조한다.

다시 한 번 골반의 위치가 정바른지를 확인하고, 두 무릎이 정중선에 위치하도록 조정한 상태에서 두 무릎의 위치를 살핀다.

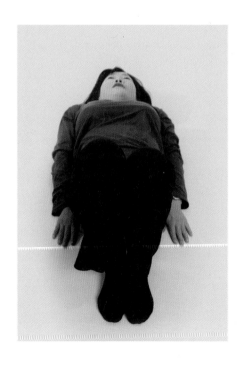

이때, 누워있는 사람은 무릎을 세울 수 있는 정도의 힘만 주어야 한다.

위의 그림처럼 오른쪽 무릎이 가슴을 향해 올라간 상태라면 왼쪽 고관절에 문제가 있다고 보면 된다.

유아의 둔부주름 비대칭은 선천적 고관절탈구, 근위축, 골반경사 때문이다.

대개 고관절의 통증은 서혜부의 통증으로 인식하게 된다.

고관절 후면에서 일어나는 통증은 일반적으로 요추와 관련이 있으며, 좌골신경의 경로를 따라서 일어나게 된다.

때로는 슬관절이나 고관절에 관련통이 나타나기도 한다.

근육강화 운동 보조법

의자에 앉아서 무릎을 올리게 하고, 힘으로 못올리도록 막으면 장요근이 발달한다.

엎드려서 다리를 뒤로 올리게 하고, 이를 못올리도록 막으면 대둔근이 발달한다.

누운자세에서 다리를 올리도록 하고, 이를 막으면 고관절의 주변 근육을 강화시킨다.

누워서 두 다리를 벌리도록 하고, 이를 막으면 외전근이 발달한다.

누워서 두 다리를 오므리도록 하고, 이를 막으면 내전근이 발달한다.

텔레스코핑 현상

눕게 한 자세에서 무릎을 걸어잡고, 대퇴골을 밀고 당긴다.

다른 손으로 골반을 고정하고 엄지손가락을 대전자 위에 놓는다.

대퇴골을 당기면 대전자가 하방으로 움직이고 놓으면 제위치로 돌아가는 비정상적인 동작을 말하며, 이는 선천적 고관절탈구를 나타낸다.

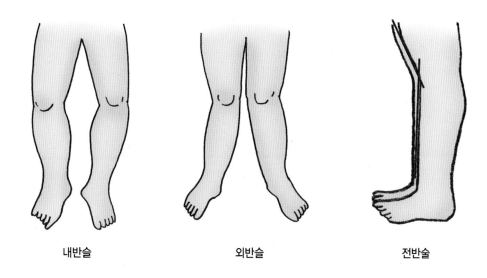

내반슬   외반슬   전반슬

내반슬(오다리/안짱다리)

안쪽 복사뼈를 서로 붙이고 섰을 때, 두 무릎이 벌어지는 형태를 가리킨다.

고관절이 내측으로 과도하게 휘어진 상태로 X-ray 상에서 고관절의 각이 125도 이하로 나타난다.

슬개골이 내측으로 돌아가서 마주보고 있는 형태이다.

고관절의 내회전근들의 단축과 외전근의 약화로 내측회전되면서 고관절의 각도가 작아지기 때문에 발생한다.

내반슬은 골반이 전방경사로 변형되며, 이로 인하여 상체의 골격에도 영향을 미친다.

척추측만, 어깨변형, 경추변형과 얼굴비대칭으로 연결되는 비대칭을 유발시킨다.

외반슬(엑스다리/뻗정다리)

무릎을 붙이고 섰을 때, 안쪽 복사뼈가 닿지 않는 형태이다.

슬개골이 서로 바깥쪽을 향해 있는 형태로 X-ray 상에서 고관절의 각이 125도 이상으로 나타난다.

외반슬은 하중을 편중시켜 골관절염을 유발시키고, 보행시 무릎끼리 서로 닿아 한쪽 다리를 많이 벌려 걷게 되며, 심하면 슬개골 아탈구도 일어날 수 있다.

전반슬

무릎이 뒤쪽으로 과신전된 모양이다.

무릎 인대의 주변 조직에 스트레스가 가해진다.

흉추가 심하게 후만되고, 어깨가 거상되며 요추전만, 골반회전, 뒷목이 짧아지고 목에 주름이 많이 생긴다.

복부가 비만되고, 상체에 비해 하체가 무력해진다.

무릎과 발목의 관절염이 심각하게 진행될 수 있다.

무릎굴곡형

자연의 순리에 따른 노화로 인해서 생기는 변형이다.

무릎관절의 협착으로 다리 후면 근육이 약화되고 단축되며, 어깨가 거상되고 경추굴곡, 흉추전만, 요추후만, 척추기립근이 경직되며 복직근은 약화된다.

생후 1년 6개월까지 내반슬 형태로 있다가 2년 사이에 직선배열을 이루고, 생후 2~3년에는 외반슬을 이룬다.

3~4세 경에 하지는 곧은 상태였다가 6~7세 경에 이르면 서서히 정상으로 진행된다.

이후에도 내반슬 상태로 유지가 된다면 원인은 구루병, 골연화증, 골격계의 문제, 내분비 기능부전 등으로 알려져 있다.

감염이나 골절, 염증, 외상으로 인한 내반슬은 조체법을 사용하지 않는다.

내반슬 중 무릎간의 간격이 5cm 이상이라면 무릎 변형에 따른 여러가지 문제가 발생되며 수술을 권하기도 한다.

7) 슬관절

슬관절은 인체에서 가장 큰 관절이다.

걸음걸이에서 뒤꿈치가 땅에 닿을 때를 제외하고서는 모든 시기에 굴곡되어 있다.

슬관절의 운동범위는 굴곡, 신전, 내회전, 외회전 등이다.

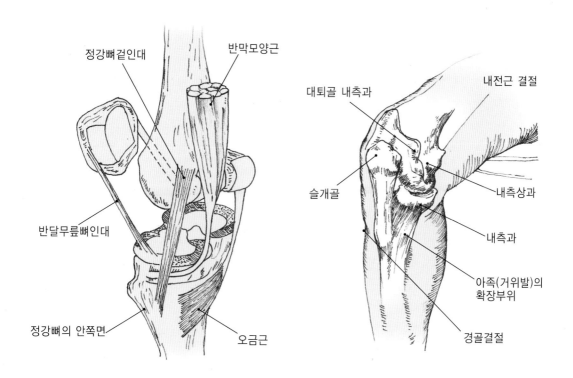

슬관절의 정상 운동범위

무릎을 완전히 구부리고 쪼그려 앉았을 때, 양쪽 무릎이 대칭적이어야 한다.

쪼그려 앉은 자세에서 일어설 때는 양쪽 무릎을 쭉 펴고 똑바로 설 수 있어야

하며 이때, 두 다리의 힘의 비중을 비슷하게 줄 수 있다면 정상으로 본다.

의자에 앉아서 한쪽 다리를 앞으로 펼 때 올라가는 각은 수직선 상에서 100도이다.

이때, 마지막 10도 정도를 간신히 올린다면 대퇴사두근의 근력약화이다.

슬관절을 검사할 때는 고관절과 족관절도 동시에 검사해야 한다.
정상적인 경우라면 경골은 대퇴골과 비교할 때, 약간 외반되어 있다.

서있는 모습을 측면에서 볼 때, 특히 한쪽 무릎을 똑바로 펴지 못한다면 슬관절의 병변을 의미한다. 전반슬(반장슬)은 여성에게 많으며, 이완된 인대를 가지고 있는 사람들에게서 많이 나타난다.

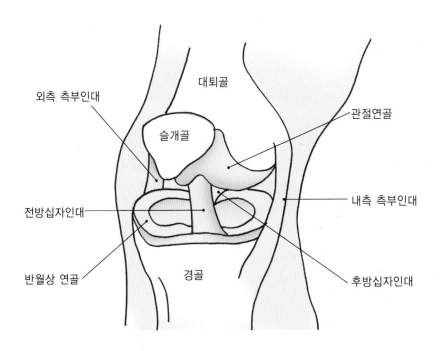

불편한 사람을 눕게 하고, 무릎을 90도 구부리도록 한 다음에 발바닥을 고정시키고 다리를 안정시킨다. 시범자는 불편이의 발을 고정시키고 양손으로 무릎을 감싸쥔다.
손가락은 내외측 관절선에 닿게 하고, 경골을 시범자의 앞쪽으로 당긴다.

만일, 경골이 대퇴골 밑에서 전방으로 미끄러지면 전십자인대의 단열이다.
같은 방법으로 경골을 밀었을 때, 미끄러지면 후십자인대의 단열이다.
그러나 반대측과 비교하여 비슷하다면 정상으로 본다.

전후 십자인대는 대퇴골에 대해서 경골이 전방 혹은 후방으로 탈구되는 것을 방지하는 역할을 한다.

누운 상태로 두 다리를 쭉 펴고, 대퇴사두근의 힘을 빼라고 한다.
엄지손가락으로 슬개골의 내측연을 외측 방향으로 밀었을 때, 표정이 불안하고 고통스럽다면 슬개골의 외측 탈구를 의심한다.

근육강화 운동 보조법

의자에 앉도록 하고, 한손은 대퇴골을 잡아 고정하고, 하퇴부를 위로 올리게 하고는 이를 저지시키면 대퇴사두근의 근력이 강화된다.
엎드린 자세에서 한손은 대퇴골을 잡아 고정하고, 하퇴부를 엉덩이 방향으로 당기게 하고서, 이를 저지시키면 대퇴후근의 근력이 강화된다.

요추 추간판탈출증 또는 고관절의 골관절염은 무릎에 관련통을 일으킨다.
비교적 드물지만 발의 인대손상 또는 감염에 의한 발의 변형도 무릎에 통증을 일으킨다.

8) 족관절

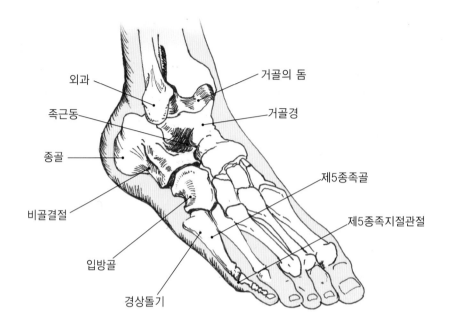

족관절의 운동범위는 배측굴곡, 족저굴곡, 외반, 내반, 전족부 내전, 전족부 외전 등이며, 발가락의 굴곡과 신전 등이다.

족관절의 정상 운동범위

발끝으로 걷기, 뒤꿈치로 걷기, 내측연으로 걷기, 외측연으로 걸을 수 있어야 한다.

한 발을 들고 땅에 디딘 발의 뒤꿈치를 올렸다 내렸다를 할 때, 만약 뒤꿈치를 들어 올리지 못하거나 올렸다가도 금방 털썩 내려놓게 된다면 비복근과 가자미근의 근력이 약한 것이다.

교정이 가능한 편평족은 서있을 때 이외의 자세에서 종아치가 나타난다.

불가능한 편평족은 어떤 자세에서도 발바닥이 편평하게 되어 있다.

슬관절을 신전하고 족관절을 강하게 배측굴곡 시킨 상태에서 종아리 근육을 깊이 만져볼 때, 압통이 있다면 심부정맥의 혈전성 정맥염을 의심해야 한다.

구두 앞부분의 주름이 사선이라면 발끝을 떼기가 발의 외측에서부터 일어나므로 강직성굴지증을 의심해야 한다.

체중을 주었을 때, 어두운 핑크색에서 체중을 주지 않는 상태로 변환했을 때 밝은 핑크색으로 돌아오는데, 발을 위로 올렸을 때 밝은 핑크색이었다가, 발을 내렸을 때 새빨갛게 된다면 말초혈관장애나 동맥순환부전이다.

서서 무릎을 뒤로 올려 의자에 올려 놓고 종아리근육을 양쪽에서 누른 상태로 발등을 곧게 펴라고 했을 때, 못 편다면 아킬레스건의 단열을 의심해야 한다.

비정상적으로 체중이 쏠리면 피부가 병적으로 두꺼워지는 못이 생긴다.

하지의 모든 관절은 발과 족관절의 검사와 관련지어야 한다.

왜냐하면 요추, 고관절, 슬관절 부위의 병변은 발과 족관절에 관련통을 일으킬 수 있기 때문이다.

3. 근육이완법

    신체적, 정신적 수축상태에서 그와 전혀 반대되는 상태로 이행하는 과정을 말한다.

    근육이완이란 긴장을 완화시키기 위해서 근육을 이완시키는 방법이다.

1) 근육 이완법에도 보사법이 있다

일반적으로 강하게 굳은 근육을 풀어주는 방법으로는 사(瀉)법을 쓰고, 약한 근육을 보강시켜주는 방법으로는 보(補)법을 사용한다.

척추를 중심으로 오른쪽 근육들은 시계방향으로, 왼쪽 근육들은 시계의 반대방향으로 이완시키는 방법, 또는 척추에서 바깥쪽으로 밀면서 이완시켜 주는 동작을 보법이라 한다. 이와 반대 방향으로 이완시켜 주는 동작을 사법이라고 한다.

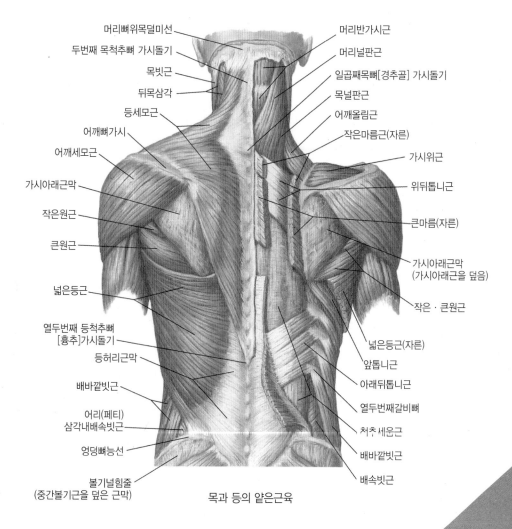

머리뼈위목덜미선
두번째 목척추뼈 가시돌기
목빗근
뒤목삼각
등세모근
어깨뼈가시
어깨세모근
가시아래근막
작은원근
큰원근
넓은등근
열두번째 등척추뼈
[흉추]가시돌기
등허리근막
배바깥빗근
어리(페티)
삼각내배속빗근
엉덩뼈능선
볼기널힘줄
(중간볼기근을 덮은 근막)

머리반가시근
머리널판근
일곱째목뼈[경추골] 가시돌기
목널판근
어깨올림근
작은마름근(자른)
가시위근
위뒤톱니근
큰마름(자른)
가시아래근막
(가시아래근을 덮음)
작은 · 큰원근
넓은등근(자른)
앞톱니근
아래뒤톱니근
열두번째갈비뼈
척추 세운근
배바깥빗근
배속빗근

목과 등의 얕은근육

그러나 모든 근육에는 결이 있고, 기시부와 정지부가 존재하므로 모든 근육에 대하여 보사법이 같은 것은 아니다.

2) 근육을 이완하는 방법에는 힘의 조절이 필요하다.

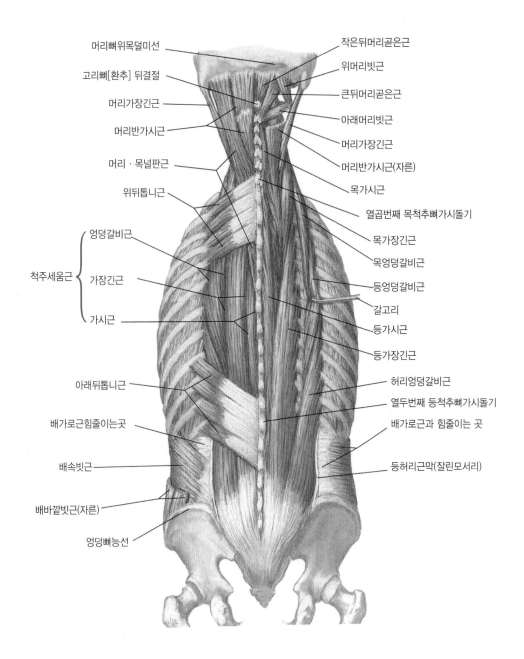

머리뼈위목덜미선
고리뼈[환추] 뒤결절
머리가장긴근
머리반가시근
머리·목널판근
위뒤톱니근

엉덩갈비근
척주세움근 { 가장긴근
가시근

아래뒤톱니근
배가로근힘줄이는곳
배속빗근
배바깥빗근(자른)
엉덩뼈능선

작은뒤머리곧은근
위머리빗근
큰뒤머리곧은근
아래머리빗근
머리가장긴근
머리반가시근(자른)
목가시근
열곱번째 목척추뼈가시돌기
목가장긴근
목엉덩갈비근
등엉덩갈비근
갈고리
등가시근
등가장긴근
허리엉덩갈비근
열두번째 등척추뼈가시돌기
배가로근과 힘줄이는 곳
등허리근막(잘린모서리)

목과 등의 중간근육

목과 등의 근육을 생각해보자.

일반적으로 알고 있는 척추기립근(척추세움근)은 피부 바로 뒤에 위치한 근육이 아니다.

등의 하부에서 허리의 상부 사이를 보면 피부 뒤에 광배근(넓은등근)이 있고 그 뒤에 아래 뒤톱니근이 있으며, 그 뒤에 위치한 근육이 척추기립근인 것이다.

그리고 그 뒤에 갈비올림근이나 뭇갈래근이 위치하고 있다.

이와 같은 여러가지 근육들을 이완하기 위해서는 힘의 조절이 필요하다. 각자의 반복적인 수련을 통해 스스로의 힘의 수준을 파악하여 어떤 근육을 이완시킬 것인가를 생각하고, 알맞고 적절하게 사용해야 한다.

피부 뒤의 겉근육(승모근, 광배근 등)의 경직은 척추의 변형에 크게 작용을 하지 못하지만 속근육(척추기립근, 갈비올림근 등)의 경직은 척추의 변형에 직접적인 영향을 주므로 근육이완이 반드시 필요하다.

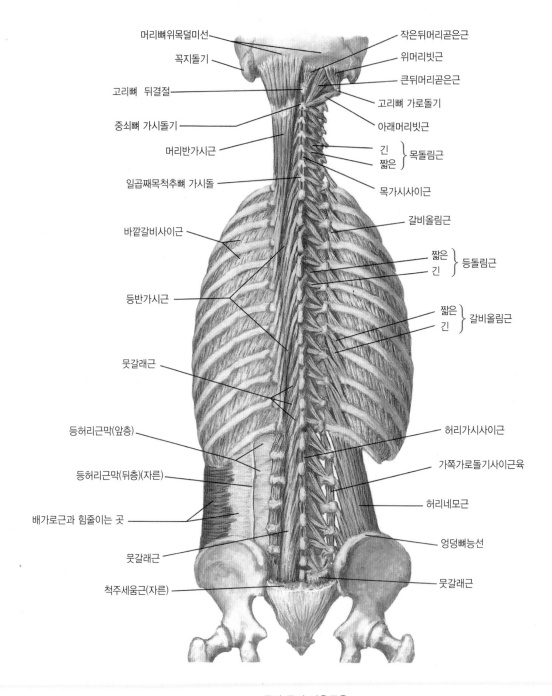

머리뼈위목덜미선
꼭지돌기
고리뼈 뒤결절
중쇠뼈 가시돌기
머리반가시근
일곱째목척추뼈 가시돌
바깥갈비사이근
등반가시근
뭇갈래근
등허리근막(앞층)
등허리근막(뒤층)(자른)
배가로근과 힘줄이는 곳
뭇갈래근
척주세움근(자른)

작은뒤머리곧은근
위머리빗근
큰뒤머리곧은근
고리뼈 가로돌기
아래머리빗근
긴
짧은 } 목돌림근
목가시사이근
갈비올림근
짧은
긴 } 등돌림근
짧은
긴 } 갈비올림근
허리가시사이근
가쪽가로돌기사이근육
허리네모근
엉덩뼈능선
뭇갈래근

목과 등의 깊은근육

3) 근육은 멀리서부터, 반대쪽부터 이완한다

척추 주변의 근육을 이완할 때는 강하게 경직된 쪽을 나중에 이완한다.

팔이나 다리의 근육은 압통점(누르면 통증이 나타나는 부위)에서 5cm이상 떨어진 곳에서부터 시작하여 원을 그리면서 서서히 압통점을 향하여 풀어준다.

근육을 이완하려 할 때는 처음에 부드럽게 시작하여 서서히 강하게 풀어야 겉근육부터 속근육으로 차례차례 부작용이 없이 이완된다.

근육도 누군가의 손이 닿게 되면 긴장을 하게 되는데, 이때 이상부위를 직접 시도하면 근육은 스트레스를 받게 되므로 멀리서부터 서서히 다가서면서 부드럽고 천천히 시도하는 것이 가장 좋은 방법이다.

또한 근육을 이완할 때는 피부를 눌러서 밀착시킨 상태로 풀어야 하며, 피부를 문지르듯 푸는 방법은 피부에 상처를 입힐 수 있다.

간혹, 근육을 살짝 눌러 풀어도 통증을 호소하는 사람들이 있는데, 이런 경우에는 피부에 손을 살며시 언저 놓고 빠르게 마찰시켜서 피부에 열이 나도록 한 뒤에 근육을 풀어주면 통증 없이 이완시킬 수 있다.

4) 근육 이완법

근육을 이완하는 방법으로 손바닥, 손날, 손가락, 주먹, 팔꿈치, 전완을 이용하지만 가급적 무릎이나 발은 사용하지 않는다.

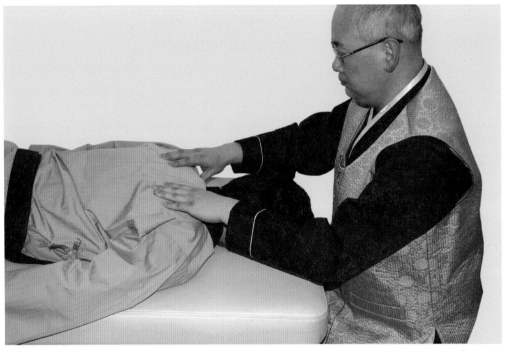

어깨의 겉근육은 엄지손가락을 이용해서 풀어준다.

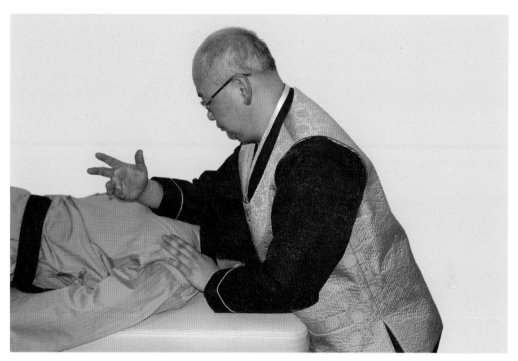

견갑부의 겉근육은 전완을 이용해서 풀어준다.

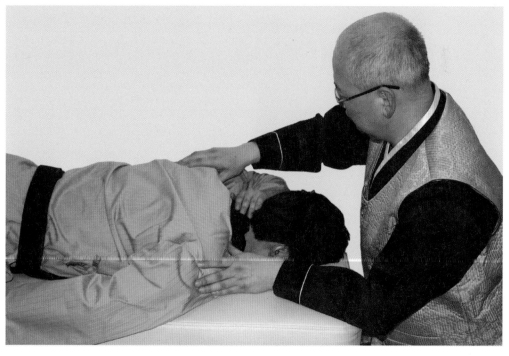

어깨의 속근육은 손으로 뒷목을 잡게 하고 풀어주면 용이하다.

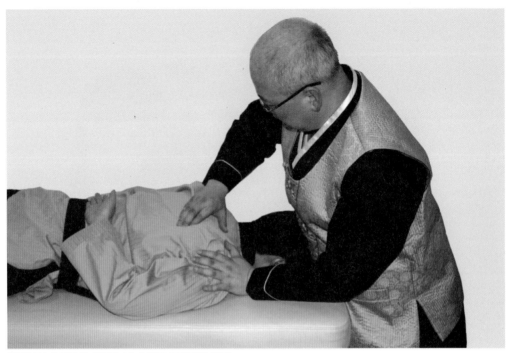

견갑부의 속근육은 뒷짐을 지게 하여 풀어주면 좋다.

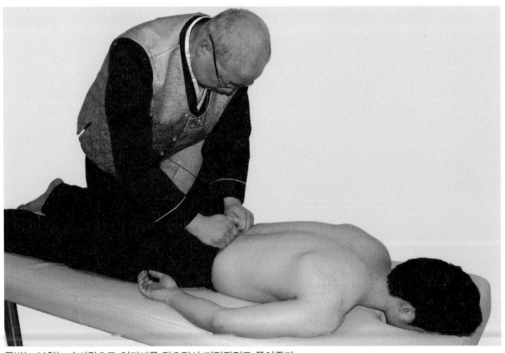

골반능 부위는 손가락으로 허리띠를 잡으면서 지절관절로 풀어준다.

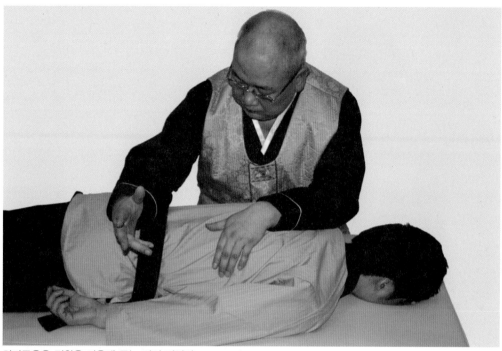

허리근육은 전완을 이용해 푸는 것이 편하다.

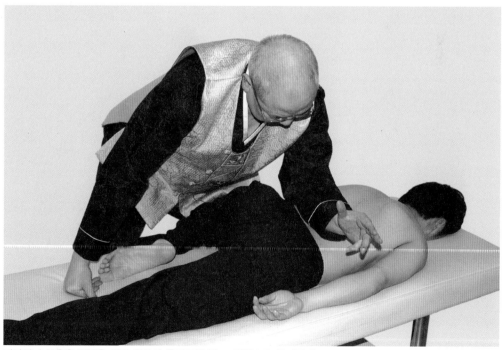

허리의 속근육은 무릎을 들어 옆으로 올리도록 하고, 전완으로 풀어준다.

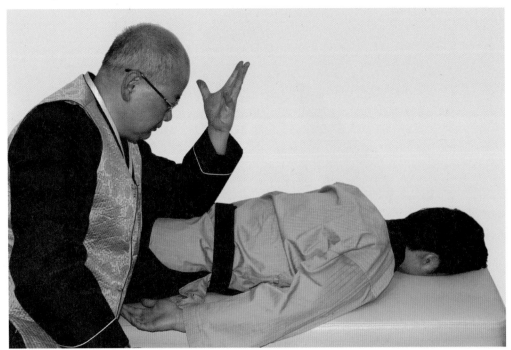

천골은 생김상 팔꿈치로 풀어주는 것이 좋다.

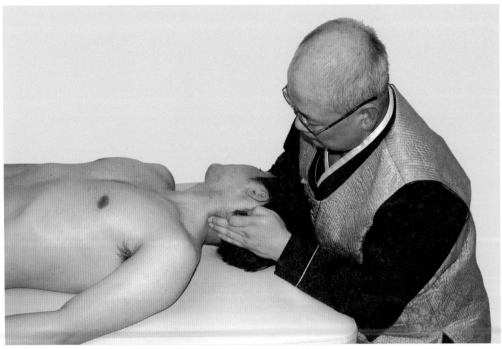

목의 근육은 누운 자세에서 목을 옆으로 돌리게 하고, 손가락으로 풀어준다.

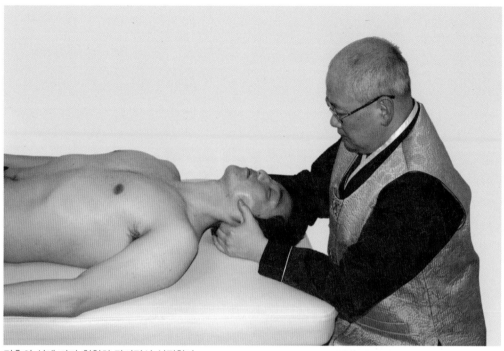

경추의 선에 따라 천천히 당기면서 신전한다.

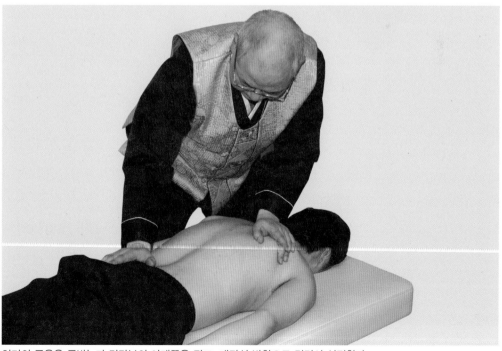

허리의 근육은 골반능과 견갑부의 아래쪽을 잡고, 대각선 방향으로 밀면서 신전한다.

4. 조체법의 실기

조체법의 방법

　조체법을 실행하는 사람은 항상 몸과 마음을 정결히 해야 하며, 부정한 마음을 갖지 않으며, 조체법을 받는 사람에게 진실성으로 믿음을 주어야 한다.

　조체법은 상대방의 힘을 이용하여 상대방의 신진대사를 원활하게 해주는 방법으로써 실행하는 순간, 바로 효력이 나타나는 기법이다. 한 번의 실행으로 좋아지는 것은 아니므로 여러 번 반복해서 실행하여야 한다.

　조체법은 한 번의 실행시에 3회를 반복하는 것이 가장 효과적이며, 더 많이 반복한다고 더욱 좋아지는 것은 아니다.

또한 3시간 이내에는 반복, 실행하지 않는다.

조체법을 한 번 실행하면 짧게는 3시간, 길게는 3일 정도 효력이 발생한다. 다음날 다시 실행한다면 그 효력은 3일 이상 지속되고, 다음날 또 실행한다면 효력은 일주일 이상 지속된다.

근육을 풀어주지 않고 실행되는 조체법은 효력이 짧고, 근육을 잘 풀어준다면 재발의 확률이 현저하게 줄어든다.

조체법을 실행하기 위해서 어떤 위치에서 할 것인가는 매우 중요하다.

고관절의 불균형은 골반과 대퇴골이 90도를 이루는 각에서 실행하는데, 이는 골반과 대퇴골이 90도를 이루었을 때가 가장 잘 들어맞는 위치이기 때문이다.

이에 대한 방법은 각각의 방법에서 설명하기로 한다.

조체법을 받는 사람의 힘 조절이 필요한데, 지긋이 힘을 주는 방법과 있는 힘을 다하여 밀거나 당기는 방법이 있다.

디스크 돌출이 있거나 관절에 이상이 있는 경우에는 지긋이 밀도록 권유하고, 이외의 경우에는 강하게 힘을 주도록 한다.

단, 조체법을 행하는 사람의 받쳐 주는 힘이 약할 때는 지긋이 밀도록 하고 횟수를 3회에서 5~6회로 늘린다.

힘을 강하게 줄 때는 조체법을 하는 사람이 힘에 밀리지 않도록 3~5초 정도 받쳐 주어야 하며 힘을 주는 사람이 계속 밀거나 당기는 상태에서 순간적으로 힘을 빼서 힘을 준 사람의 손이나 발이 튕겨 나가도록 하고는 한 뼘 이내의 거리에서 다시 받쳐 주어 관절에 무리가 가지 않도록 주의한다.

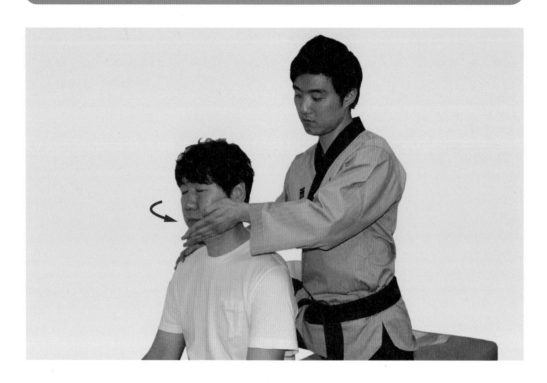

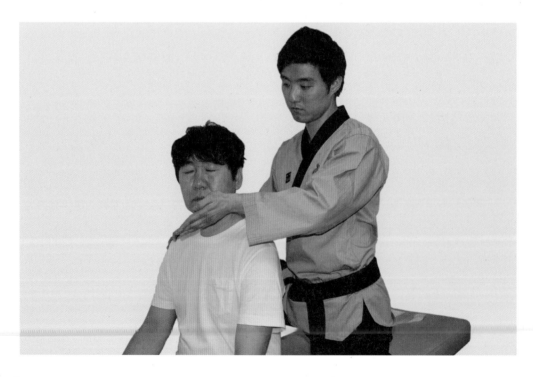

※ 원활한 설명을 위하여 불편한 사람을 〈불편이〉로, 바르게 되도록 도와주는 사람을 〈시범자〉로 표현하였다.

운동범위
· 정상적으로 목을 자연스럽게 돌리는 범위는 좌우로 70도 정도이다.

원　인
· 만약, 어느 한쪽으로 돌리는 것이 부자연스럽거나 통증이 수반된다면 대부분의 경우에는 경추를 중심으로 어느 한쪽의 근육이 경직되어 있거나 경추의 불균형으로 인한 것이다.

증　상
· 목근육이 경직되는 이유는 스트레칭의 부족, 과도한 운동, 정신적이거나 육체적인 스트레스가 원인이며, 찬바람을 오래 쐬어도 경직된다.
· 목근육의 경직이거나 경추의 불균형은 편두통, 감기, 신경질적인 성격의 초래, 고혈압, 어깨결림, 시력감퇴, 불면증, 비염 등의 증상을 동반하기도 한다.

이완근육
· 돌리기 어려운 쪽의 목근육과 어깨근육.

시행위치
· 잘 돌아가는 방향으로 자연스러운 범위에서 돌아가는 한계까지 돌림.

방　법
· 불편이에게 상체를 펴고, 바르게 앉은 자세에서 목을 돌리기 불편한 쪽으로 자연스럽게 돌아가는 한계까지 돌리도록 지시한다.
· 시범자는 한 손을 불편이의 잘 돌아가는 방향쪽의 턱관절에 놓고, 목을 잘 돌아가는 쪽으로 힘 있게 돌리라고 지시하고, 시범자는 목을 돌리지 못하도록 손바닥으로 3초 이상 저지하다가 순간적으로 손바닥에 힘을 빼서 불편한 사람의 목이 튕겨져 니가도록 유도린다.

주의사항
· 목을 돌릴 때, 어깨가 같이 돌아가면 안 된다.
· 목이 기울어지거나 상체가 기울어지지 않도록 주의한다.

2) 거북목

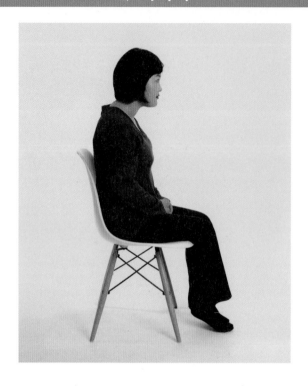

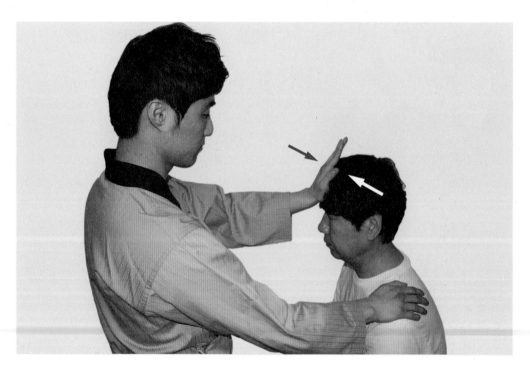

정 의

· 경추(목뼈)는 앞쪽으로 볼록한 전만을 이루고 있지만, 96페이지의 윗쪽 사진처럼 고개를 숙이지 않는 자세에서 고개가 앞으로 빠진 자세를 거북목이라 한다.

바른자세

· 선 자세에서 귀의 위치는 바깥쪽 복사뼈와 일직선상에 있어야 한다.

원 인

· 컴퓨터나 휴대폰을 많이 사용하는 사람, 나이가 들어 근육이 약화되는 경우.

증 상

· 고개가 앞으로 1cm 빠질 때마다 2~3kg의 하중이 더 걸린다. 그러나 그보다 심할 수 있다. 이로 인하여 뒷목과 어깨가 결리고 아프며 두통, 기억력 감퇴, 시력감퇴, 어지러움 등의 증상이 나타날 수도 있다.

이완근육

· 머리반가시근, 머리널판근, 흉쇄유돌근, 겨드랑이 림프절.

시행위치

· 머리를 자연스럽게 뒤로 당길 수 있는 한계점.

방 법

· 바르게 앉으라고 지시하고, 시범자는 불편이의 이마에 손바닥을 올려 놓는다.
· 불편이에게 이마를 손바닥 방향으로 지긋이 10초간 밀도록 지시하고는 손바닥으로 이마를 밀지 못하도록 3회 반복하여 저지한다.

주의사항

· 과도한 힘을 주지 않도록 한다.
· 목이나 어깨가 기울어지거나 회전된 자세에서 하지 않는다.
· 턱이 앞으로 밀려나오지 않도록 주의한다.

3) 일자목

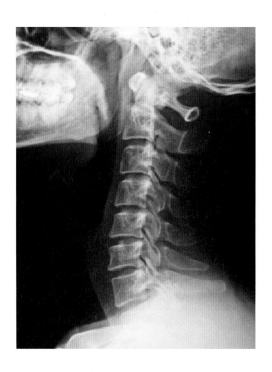

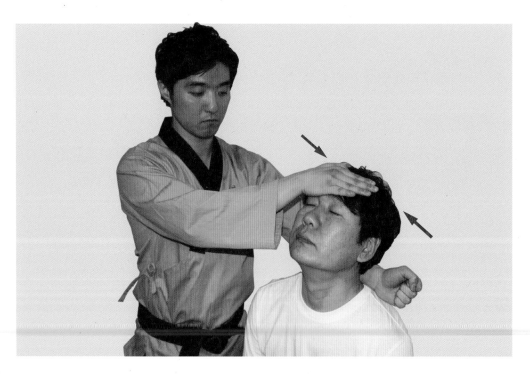

정 의
· 7마디의 경추가 전방으로 완만한 곡선을 이루지 않고 일자 형태로 된 상태.

바른자세
· 경추는 전방으로 완만한 곡선의 형태를 이루고 있어야 한다.

원 인
· 교통사고 등으로 인한 목의 외상, 통증으로 인한 근육의 긴장, 목디스크, 구부정한 자세, 흉추나 요추의 변형으로 인한 현상, 컴퓨터나 휴대폰의 장시간 사용 등이 원인으로 제기되지만 정확한 것은 아니다.
· 수기법을 한 경험으로 볼 때, 혼자서 목을 좌우로 돌려 뚝뚝 소리내는 것을 자주 하는 사람, 높은 베개를 사용하는 사람들에게서 발견되는 경우가 많았다.

증 상
· 편두통, 어지러움, 기억력감퇴, 목과 어깨의 근육 결림, 시력감퇴

이완근육
· 머리반가시근, 머리널판근, 승모근의 윗부분.

시행위치
· 머리를 뒤로 자연스럽게 눕히는 상태.

방 법
· 목을 뒤로 젖히도록 지시하고, 시범자의 전완을 뒷목에 붙인다.
· 다른 손으로 이마를 잡고, 불편이에게 이마를 10초간 지긋이 밀도록 유도하고는 밀리지 않도록 손바닥으로 저지한다.
· 좌우 양쪽에서 모두 3회씩 실행한다.

수의사항
· 과도한 힘을 주지 않도록 한다.
· 목이나 상체가 기울어지거나 회전되지 않도록 주의한다.
· 상체가 숙여지지 않도록 가슴을 펴라고 지시한다.

4) 기울어진 목

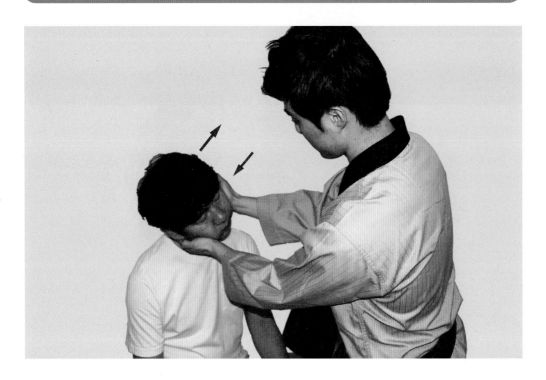

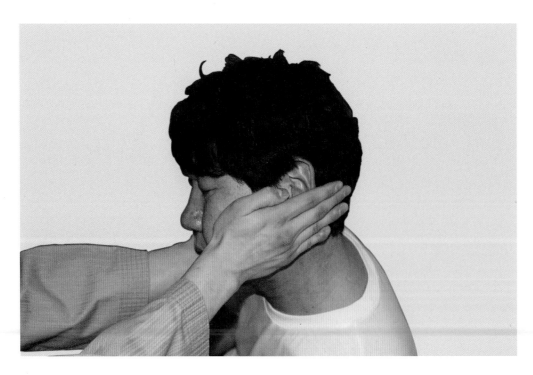

정 의
· 본인은 똑바르다고 생각해도 좌 또는 우측으로 목이 기울어진 상태일 때.

바른자세
· 얼굴의 위치가 정중선에 위치하는 자세.

원 인
· 한쪽으로만 기대 앉는 사람, 한쪽 어깨로만 무거운 짐을 드는 사람.

증 상
· 어깨결림, 두통, 만성피로, 뒷목의 통증.

이완근육
· 기울어진 방향의 전반적인 목근육.

시행위치
· 정상적인 위치, 혹은 반대 방향으로 약간 기울인 상태.

방 법
· 목이 오른쪽으로 기울어졌을 때는 목을 바르게 위치를 잡아준 상태에서 조체법을 실행한다.
· 시범자는 불편이의 오른쪽 턱관절에 손바닥을 올려 놓고, 불편이에게 고개를 오른쪽으로 10초간 지긋이 밀라고 지시하고는 밀리지 않도록 받친다.
· 3회 반복한다.
· 손바닥을 측두부에 놓고 실행해도 무방하다.

주의사항
· 상체가 앞으로 숙여지거나 기울어지지 않도록 주의한다.
· 한 번 씩 실행한 뒤에는 심호흡을 길게 하도록 지시한다.
· 악관절에 과도한 힘이 들어가지 않도록 수의한다.

5) 어깨의 높이가 다를 때

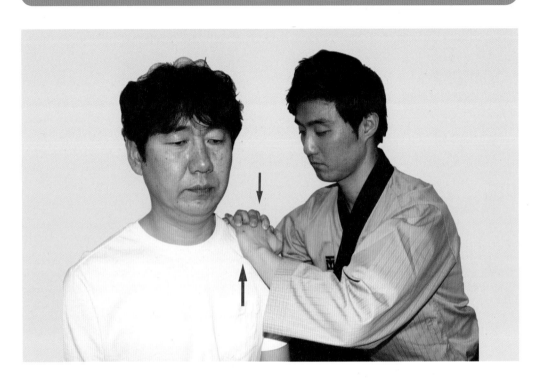

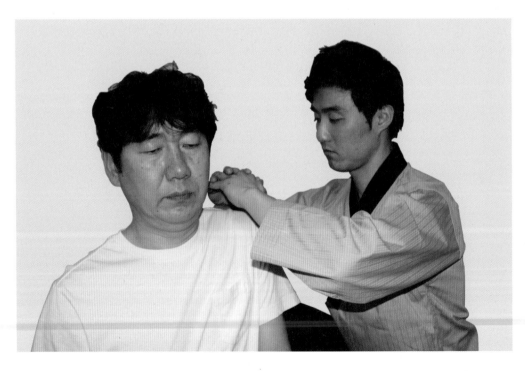

바른자세

· 어느 한쪽으로 기울어지지 않는 자세에서의 양쪽 어깨의 높이는 같아야 한다.

원 인

· 한쪽 어깨로만 가방을 메는 습관, 한쪽 어깨로 짐을 드는 일을 하는 사람들과 한쪽 어깨에 힘이 들어가는 동작이나 행동을 많이 하는 사람들에게서 나타난다.

증 상

· 어깨의 높이가 다르다는 것은 흉추의 변형을 나타내며, 이로인해서 어깨 근육의 경직과 어깨결림, 소화기능장애, 만성피로 등의 증상이 발생할 수 있다.

이완근육

· 올라간 쪽의 어깨근육, 승모근, 능형근, 척추기립근.

시행위치

· 서 있는 자세에서 평상시 자세 그대로.

방 법

· 불편이에게 똑바로 선 자세를 취하도록 지시한다.
· 시범자는 불편이의 올라간 쪽의 어깨를 두 손으로 깍지껴서 잡고는 불편이에게 어깨를 힘있게 올리라고 지시하고, 깍지 낀 손으로 이를 3초간 저지시킨다.

주의사항

· 너무 과도한 힘을 주지 않도록 지시한다.
· 상체를 옆으로 기울이지 않도록 하고, 어깨의 힘으로만 올리도록 한다.

6) 팔을 위로 올릴 수 없을 때

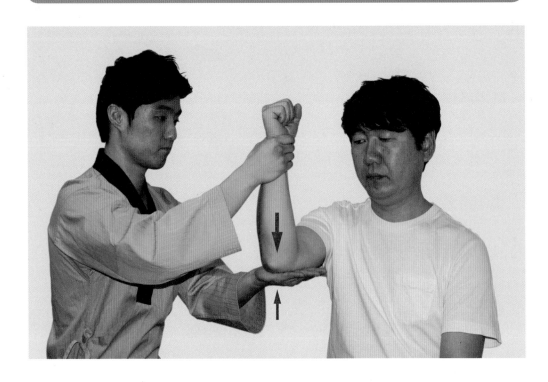

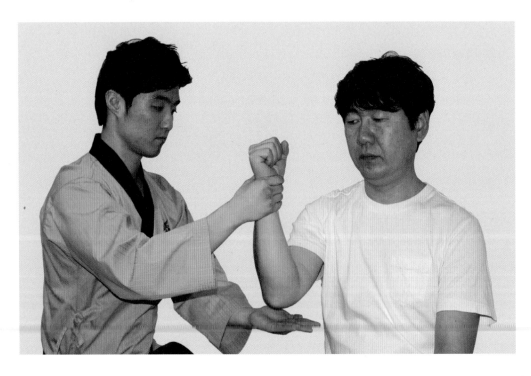

정 의

- 오십견이란 용어는 50대의 어깨를 말하는 것으로 병명은 아니다.
- 50대가 되면 어깨근육의 경직, 혹은 인대나 힘줄의 손상 등으로 어깨관절의 운동범위가 줄어드는데, 이로인해서 어깨의 통증을 수반하거나 팔을 올리고, 돌리는데 불편한 증상들이 발생하기도 한다.

증 상

- 목과 어깨근육의 결림, 어깨관절의 통증, 운동범위 감소.

운동범위

- 반대쪽 어깨 넘어 견갑골의 상부가 닿으면 정상.
- 팔을 둥글게 회전시킬 때, 불편함이 없으면 정상으로 본다.

이완근육

- 겨드랑이 림프절, 어깨 삼각근, 승모근의 윗부분.

시행위치

- 팔을 자연스럽게 올릴 수 있는 한계점.

방 법

- 시범자는 불편이의 팔이 어디까지 올라가는지를 관찰한다.
- 한 손은 불편이의 손목을 잡고, 다른 손은 팔꿈치 아래를 살짝 잡는다.
- 팔을 자연스럽게 올릴 수 있는 한계까지 올리게 하고서 아래로 힘있게 내리라고 지시하고는 3초간 못내리도록 저지한다.

주의사항

- 불편이의 상완과 전완의 각도는 90도를 유지한다.
- 불편이의 전완이 좌우로 기울어지지 않고, 수직을 이루도록 한다.
- 시범자가 3초간 저지하다가 힘을 뺄 때, 불편이의 팔이 확 내려가도록 하며 너무 내려가지 않도록 한뼘 정도 아래에서 팔꿈지를 받쳐준다.

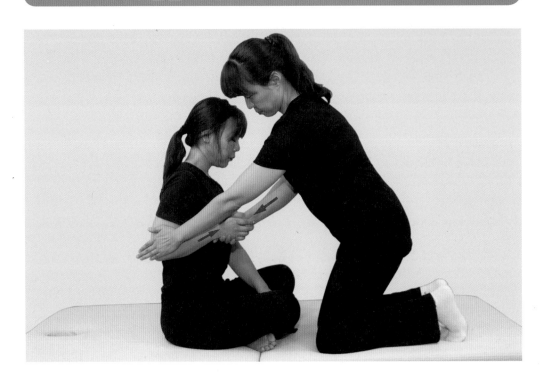

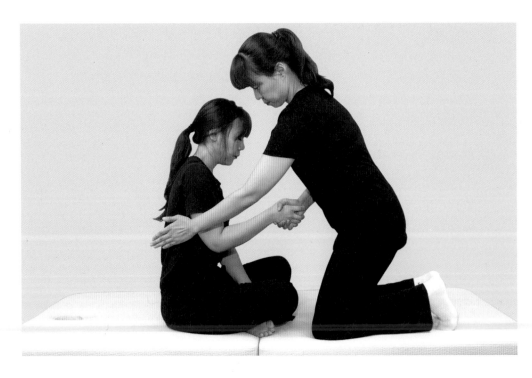

해 설

· 팔을 아래쪽으로 내리는 힘이 부족할 때는 그에 맞는 기구운동을 하면 해결이 되지만, 이 방법은 순간적으로 내리는 힘을 키워주는 방법이다.
· 또한 '6) 팔을 위로 올릴 수 없을 때의 조체법' 동작을 불편이가 제대로 수행하지 못할 때, 이 방법을 사용하면 동작을 원활하게 수행할 수 있게 된다.

원 인

· 상완이두근의 근력약화, 어깨관절 혹은 인대의 손상.

증 상

· 팔의 무기력.

이완근육

· 겨드랑이 림프절, 어깨의 회전근육들.

시행위치

· 악수를 한 상태로 뒤꿈치를 뒤로 자연스럽게 민 위치.

방 법

· 시범자는 불편이의 앞에 위치하여 한 손으로 팔꿈치를 잡아 팔의 옆으로 벌어지지 않도록 고정하고, 다른 손으로는 불편이와 악수를 한다.
· 불편이에게 팔을 앞으로 힘껏 밀도록 지시하고, 이를 3초간 저지시킨다.

주의사항

· 불편이가 힘을 과도하게 주기 위해 상체가 앞으로 숙여지지 않도록 한다.
· 팔꿈치가 옆구리에서 떨어지지 않도록 한다.

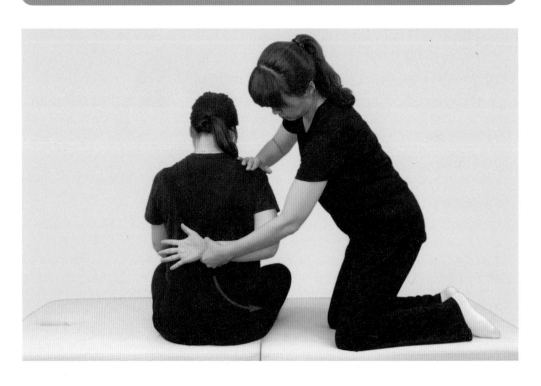

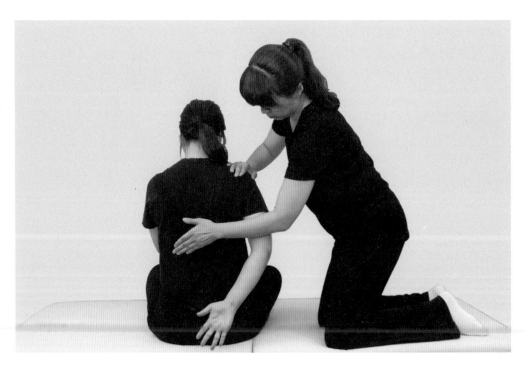

운동범위

· 팔을 등뒤로 올리는 운동범위는 반대측 견갑골 하부이다.
· 견갑골 하부보다 더 높이 올라간다면 유연성이 좋은 것이고, 팔이 견갑골 하부까지 미치지 못한다면 문제가 있는 것으로 본다.

원 인

· 어깨근육의 경직, 인대나 힘줄의 손상.

증 상

· 어깨결림, 어깨관절 통증, 운동범위 감소.

이완근육

· 어깨삼각근, 앞쪽 겨드랑이근육, 대흉근의 어깨쪽, 승모근의 어깨쪽, 겨드랑이 림프절.

시행위치

· 팔을 뒤로 자연스럽게 올릴 수 있는 한계점.

방 법

· 팔을 몸 뒤로 올리지 못하는 경우에 대한 조체법이다.
· 시범자는 불편이의 손목을 잡고 자연스러운 범위에서 팔을 뒤로 올라가는 한계까지 올리라고 지시한다.
· 팔을 몸 바깥 방향으로 밀도록 요구한 뒤에 팔이 밀리지 않도록 저지하다가 힘을 순간적으로 빼는 동작을 3초간 3회 반복한다.

주의사항

· 팔을 엉덩이 방향이 아니고, 엉덩이 바깥 방향으로 밀도록 지시한다.
· 시범자의 다른 한 손은 어깨를 보조하고, 상체가 기울어지지 않도록 한다.
· 팔에 힘을 줄 때 어깨 통증을 호소한다면 지긋이 밀도록 하되 1회간의 시긴을 길게 잡는다.

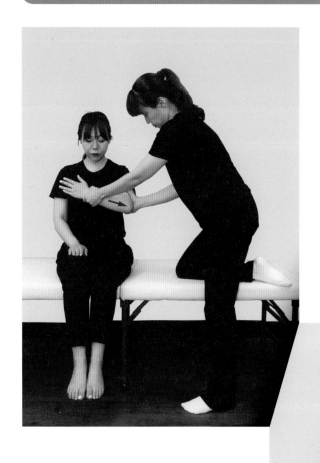

운동범위

· 팔을 가슴 앞으로 올려서 반대편 어깨를 넘어 견갑골의 상부에 닿을 수 있으면 정상.

원　인

· 어깨근육의 경직, 인대나 힘줄의 손상.

증　상

· 어깨결림, 어깨관절 통증, 운동범위 감소.

이완근육

· 겨드랑이 림프절, 어깨삼각근, 승모근의 어깨쪽, 대흉근의 어깨쪽, 기타 어깨를 돌리는 근육들.

시행위치

· 팔을 자연스럽게 반대쪽 어깨 방향으로 올릴 수 있는 한계점.

방　법

· 시범자는 불편이의 팔이 자신의 가슴을 지나 반대편 어깨 방향으로 자연스럽게 올라가는 곳까지 올리도록 지시한다. 한 손은 불편이의 손목을 잡거나 악수를 하고, 다른 손으로는 팔꿈치를 살짝 감싸쥔다.
· 불편이에게 팔을 손목에서 팔꿈치 방향의 연장선 방향으로 힘 주어 밀도록 지시하고, 팔꿈치를 감싸쥔 손으로 이를 3초간 저지시키기를 3회 반복한다.

주의사항

· 상체가 기울어지지 않도록 주의한다.
· 억지로 올리지 못하도록 한다.
· 힘이 없을 때에는 지긋이 밀도록 지시한다.

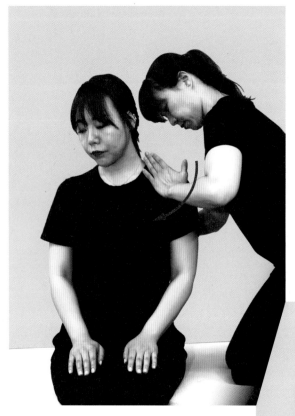

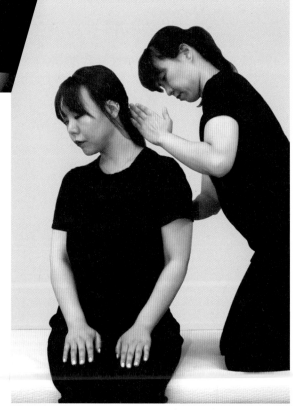

정 의
· 자연스럽게 서 있는 자세에서 어느 한쪽의 어깨가 앞을 향하면 안 된다.
· 한쪽의 팔을 과도하게 사용하는 사람, 혹은 상체를 약간 돌린 자세에서 일을 해야 하는 사람들에게서 나타난다.

증 상
· 뚜렷한 증상은 없지만, 상체가 눈에 뜨일 정도로 회전된 사람들에게서 어깨결림이나 허리통증이 나타나기도 한다.

이완근육
· 앞으로 회전된 쪽의 승모근, 어깨 림프절, 능형근.
· 뒤로 회전된 쪽의 광배근, 요방형근.

시행위치
· 어느 한쪽으로 회전되지 않은, 두 어깨가 일직선 상에 놓인 위치.

방 법
· 시범자는 불편이의 옆에 위치하여 한 손은 불편이의 어깨 앞쪽 관절에 대고, 다른 손은 어깨 뒤쪽에 위치한다.
· 불편이에게 어깨를 지긋이 밀다가 점차 힘을 강하게 주도록 지시하고, 시범자는 불편이의 상체가 돌아가지 못하도록 힘있게 받쳐준다.
· 5초 이상 저지하다가 순간적으로 힘을 빼서 불편이의 어깨가 앞으로 튕겨져 나가도록 유도한다.

주의사항
· 불편이의 상체가 기울어지지 않도록 주의한다.
· 시범자는 저지하려는 손바닥의 위치를 관절에 위치하도록 하여 불편이의 어깨가 불편하지 않도록 주의한다.

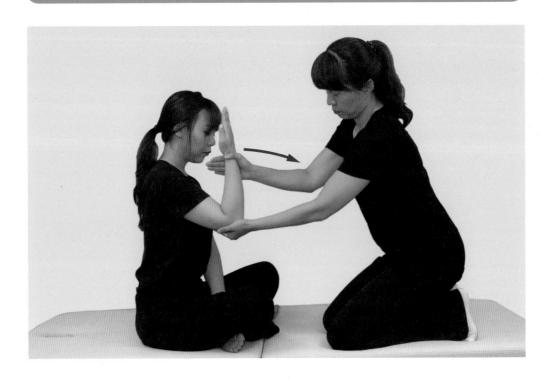

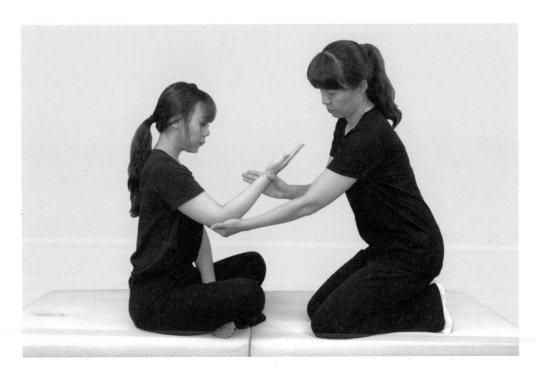

운동범위

· 팔꿈치 관절의 손목을 굴곡 또는 신전하는 근육이 시작되는 지점에 통증이나 압통이 발생하는 질환으로 상과염이라고도 한다.
· 바깥쪽의 이상을 테니스엘보라 하고, 안쪽의 이상을 골프엘보라고 한다.
· 테니스나 골프 등 과한 운동으로 발생하지만 다른 운동으로도 많이 발생하고, 컴퓨터 사용자, 주부, 목수, 요리사 등 팔을 많이 사용하는 사람들에게서도 발생한다.
· 골프엘보에 비해서 테니스엘보 증상이 더 많이 발생한다.

증   상

· 팔꿈치의 안쪽, 혹은 바깥쪽의 위관절융기에서 시작되는 통증이 아래팔로 뻗어가는 느낌을 받으며, 세수나 식사 등의 일상생활에서의 불편함이 생기기도 한다.

이완근육

· 팔꿈치의 상완쪽 근육.

시행위치

· 전완을 상완쪽으로 자연스럽게 올릴 수 있는 상태.

방 법

· 시범자는 불편이의 팔꿈치가 어느 정도까지 굽혀지는지 확인한다. 굽혀지는 한계까지 굽히도록 지시하고, 한 손은 손목을, 다른 한 손은 팔꿈치를 잡는다.
· 팔꿈치를 축으로 하완을 펴라고 지시하고 시범자는 하완을 펴지 못하도록 3초간 저지한다.

주의사항

· 팔꿈치를 과도하게 구부리지 못하도록 한다.
· 힘을 줄 수가 없을 때에는 시긋이 빌라고 시시한나.
· 상체에 힘이 들어가지 않도록 관찰하고 지적한다.

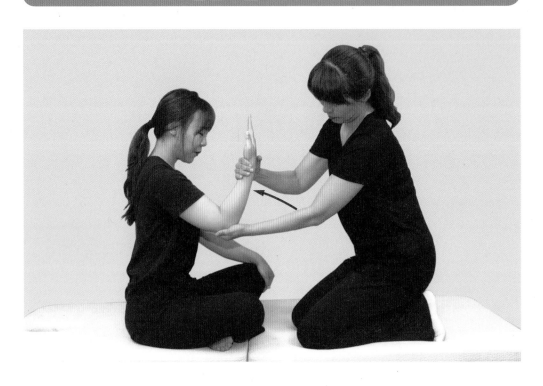

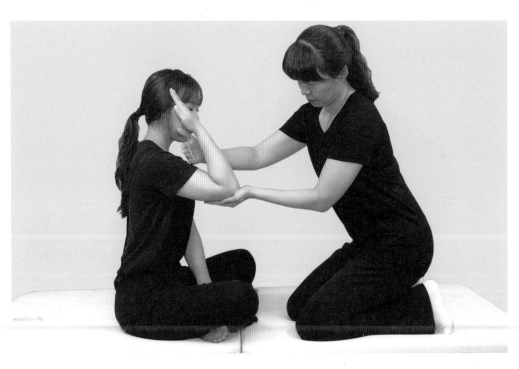

운동범위

· 팔꿈치를 폈을 때, 상완과 전완은 일직선상에 있어야 하고, 전완을 상완 쪽으로 굽혔을 때의 각도는 45도가 정상이다.
· 이 외에 돌리기와 비틀기 동작에 불편함이 없어야 한다.

원 인

· 테니스나 골프 등 과도한 운동으로 발생하지만 다른 운동으로도 많이 발생하고, 컴퓨터 사용자, 주부, 목수, 요리사 등 팔을 많이 사용하는 사람들에게서도 발생한다.

증 상

· 팔꿈치의 안쪽, 혹은 바깥쪽의 위관절융기에서 시작되는 통증이 아래팔로 뻗어가는 느낌을 받으며, 세수나 식사 등의 일상생활에서의 불편함이 생기기도 한다.

이완근육

· 팔꿈치의 상완쪽 근육.

시행위치

· 전완을 자연스럽게 펼 수 있는 위치.

방 법

· 시범자는 불편이의 팔목을 안쪽으로 잡고, 다른 손은 팔꿈치를 살짝 잡아 팔이 좌우로 기울어지지 않도록 고정한다.
· 불편이에게 팔을 어깨방향으로 힘껏 당기라고 지시하고, 불편이는 이를 저지한다.
· 3〜5초간 3회 반복한다.

주의사항

불편이의 신체가 전후좌우로 기울어지지 않도록 주의한다.

13) 손목을 손등방향으로 올리기 불편할 때

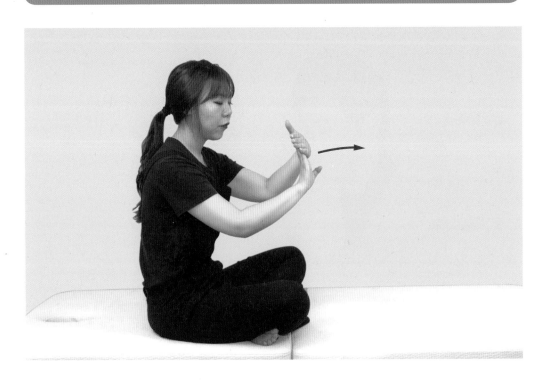

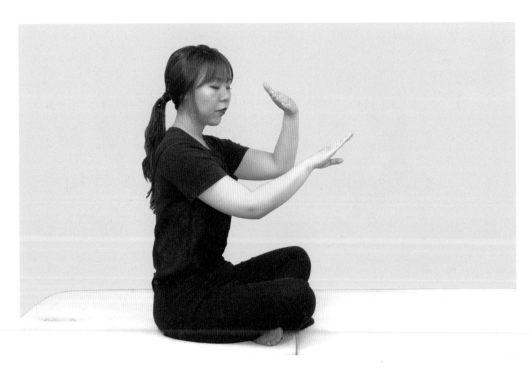

정 의

· 손목 앞쪽의 피부조직 밑에 손목뼈들과 인대들에 의해 형성된 통로를 수근관 혹은 손목터널이라 하는데, 여러 가지 원인으로 좁아지거나 내부 압력이 증가하면 여기를 지나는 신경이 손상되어 손바닥이나 손가락에 불편함이 생긴다.

· 이를 수근관증후군 또는 손목터널증후군이라 말한다.

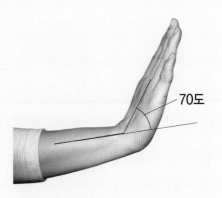

70도

운동범위

· 손목을 손등방향으로 세웠을 때의 각도는 70도가 표준이다.

증 상

· 물건을 들거나 잡을 때, 손목을 손등 방향으로 세웠을 때의 통증이나 불쾌감.

이완근육

· 팔꿈치 뒷부분의 상완쪽 근육, 손목의 불편한 근육들.

시행위치

· 손목을 손등 방향으로 자연스럽게 세울 수 있는 위치.

방 법

· 위의 그림과 같이 손목을 위로 접었을 때의 각도가 70도가 안 되거나 불편하고 통증이 수반된다면 불편한 손목을 위로 자연스러운 범위까지 세운다. 그 상태에서 반대 손으로 손바닥의 손가락부분을 잡고는 불편한 손을 손바닥 방향으로 지긋이 밀고, 반대 손으로는 이를 3초간 저지한다.

주의사항

· 힘을 강하게 주지 않는다.
· 3회 이상 시도하지 않는다.

14) 손목을 손바닥방향으로 내리기 불편할 때

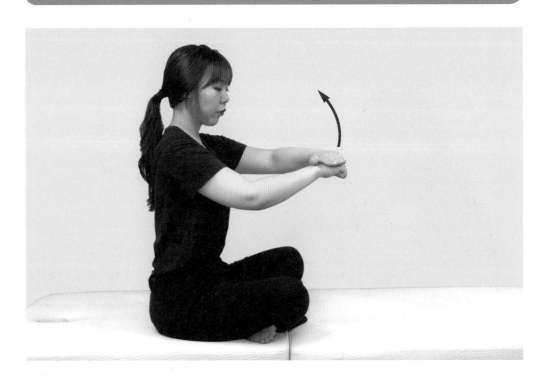

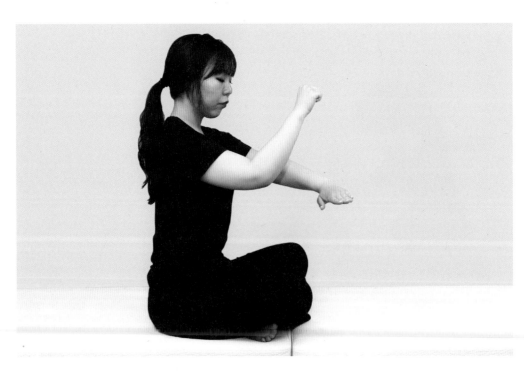

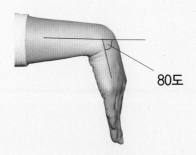

80도

운동범위

· 손목을 손바닥 방향으로 접었을 때의 기준은 80도이다.

증 상

· 물건을 들거나 잡을 때, 손에 힘을 주었을 때, 손목을 손바닥 방향으로 접었을 때의 통증이나 불쾌감.

이완근육

· 팔꿈치 뒷부분의 상완쪽 근육, 손목의 불편한 근육들.

시행위치

· 주먹을 살짝 쥔 상태에서 손목을 손바닥 방향으로 자연스럽게 접을 수 있는 위치.

방 법

· 위의 그림과 같이 손목을 아래로 굽혔을 때의 각도가 80도가 되지 않거나 불편하고 통증이 있다면 불편한 손을 살짝 주먹을 쥐고는 반대쪽 손으로 손등 위를 잡는다.
· 불편한 손을 위쪽으로 지긋이 밀고, 다른 손으로는 이를 3초간 3회 저지한다.

주의사항

· 힘을 강하게 주지 않는다.

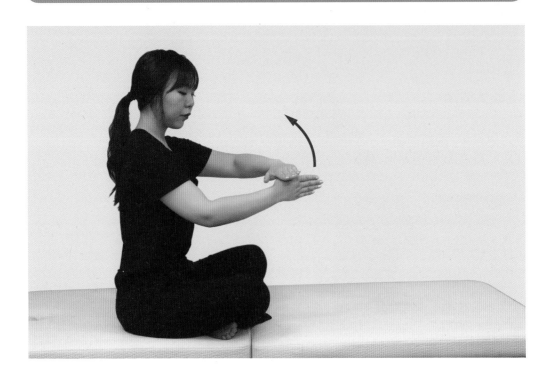

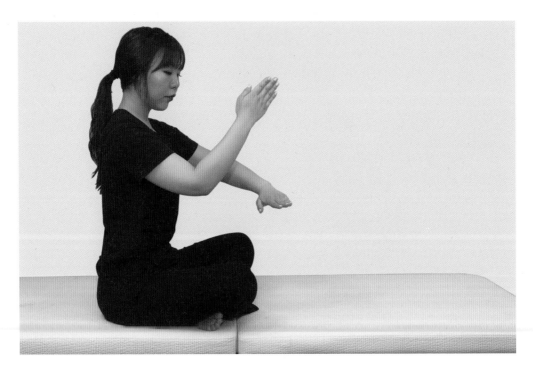

운동범위

· 손목을 새끼손가락 방향으로 내렸을
  때의 기준은 50도이다.

증 상

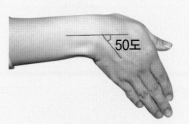

50도

· 물건을 들거나 잡을 때, 손에 힘을 주
  었을 때, 손목을 새끼손가락 방향으로
  내렸을 때의 통증이나 불쾌감.

이완근육

· 팔꿈치 뒷부분의 상완쪽 근육,
  손목의 불편한 근육들.

시행위치

· 손목을 새끼손가락 방향으로 자연스럽게 내릴 수 있는 위치.

방 법

· 위의 그림과 같이 손목을 새끼손가락 방향으로 접는 동작이 불편하다면 불
  편한 손을 엄지손가락이 위를 향하도록 하고, 반대손으로 엄지손가락 쪽
  손등을 잡는다.
· 불편한 손을 엄지손가락 방향으로 지긋이 힘을 주어 올리고, 다른 손으로
  는 이를 3초간 3회 저지시킨다.

주의사항

· 힘을 강하게 주지 않는다.

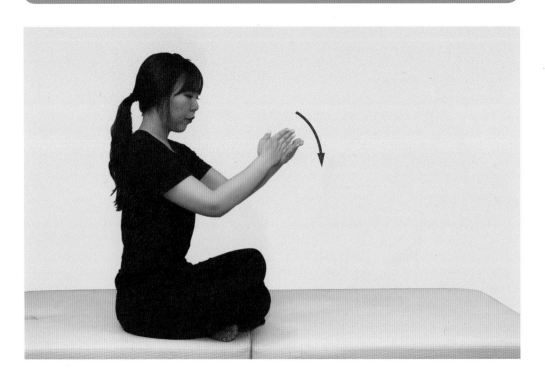

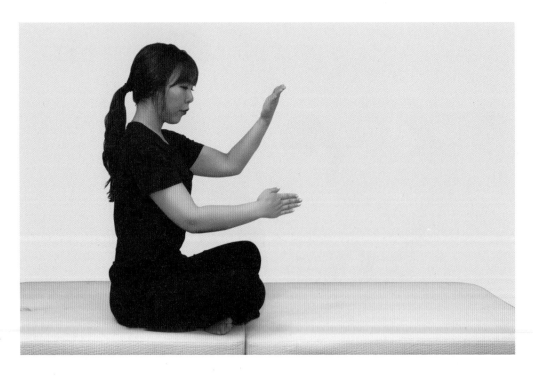

운동범위
· 손목을 엄지손가락 방향으로 올렸을 때의 기준은 20도이다.

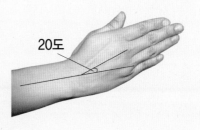

증　상
· 물건을 들거나 잡을 때, 손에 힘을 주었을 때, 손목을 엄지손가락 방향으로 올렸을 때의 통증이나 불쾌감.

이완근육
· 팔꿈치 뒷부분의 상완쪽 근육, 손목의 불편한 근육들.

시행위치
· 손목을 엄지손가락 방향으로 자연스럽게 올릴 수 있는 위치.

방　법
· 불편한 손을 자연스럽게 펴고, 다른 손으로 불편한 손의 새끼손가락쪽의 손바닥을 잡는다.
· 불편한 손은 새끼손가락 방향으로 지긋이 밀고, 다른 손으로는 이를 5초간 저지하다가 순간적으로 힘을 뺀다.

주의사항
· 힘을 강하게 주지 않는다.

기　타
· 팔꿈치를 옆구리에 붙인 상태에서의 손바닥 회전은 손바닥이 위를 향할 때와 아래를 향할 때 모두 90도가 정상이다.

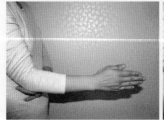
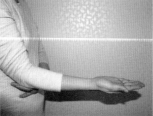
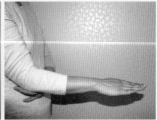

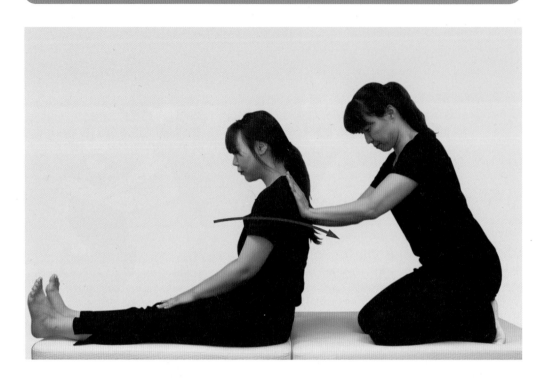

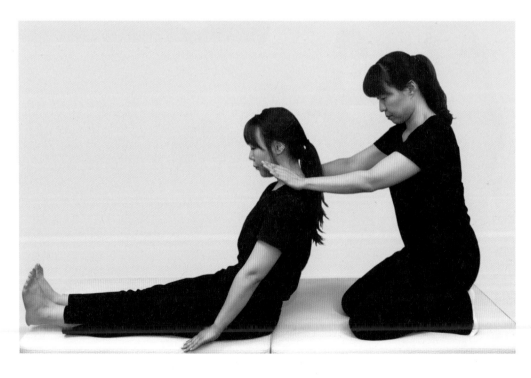

운동범위

· 앉아서 무릎을 펴고 상체를 앞으로 굽힐 때, 두 손 끝이 발가락에 닿을 수 있어야 한다. 서서 무릎을 펴고 상체를 숙일 때도 손가락이 땅에 닿으면 정상으로 본다.

원　인

· 요방형근, 척추기립근의 경직, 혹은 대퇴부 근육들의 경직이거나 요추 혹은 골반의 변형으로 나타난다.

증　상

· 상체를 앞으로 굽히거나 숙일 때, 근육이 땅기고 허리, 골반, 고관절 등에 통증이 나타나기도 한다.

이완근육

· 요방형근, 척추기립근, 대퇴부의 근육들.

시행위치

· 앉은 자세에서 상체를 자연스럽게 앞으로 숙일 수 있는 위치.

방　법

· 불편이에게 두 다리를 펴고 앉아서 바닥을 잡으라고 지시하고, 시범자는 그의 뒤에 위치한다.
· 양손을 불편이의 견갑골 상부에 대고, 불편이에게 등을 뒤로 지긋이 밀다가 서서히 강하게 밀도록 지시하고는 이를 밀지 못하도록 제지한다.

주의사항

· 처음부터 힘을 강하게 주지 않도록 주의한다.
· 무릎 펴기가 불편하다면 굽힌 상태에서 실행한다.
· 어느 한쪽으로 더 많은 힘을 주지 않도록 주의한다.

18) 무릎이 가슴에 닿지 않을 때

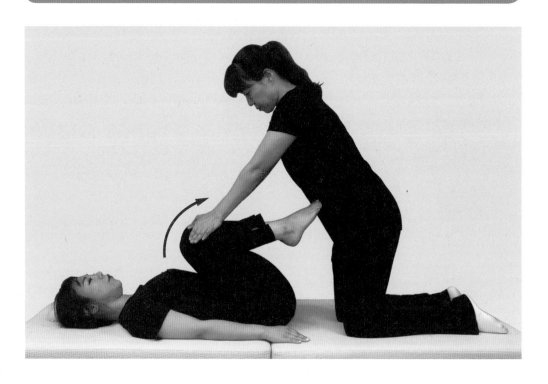

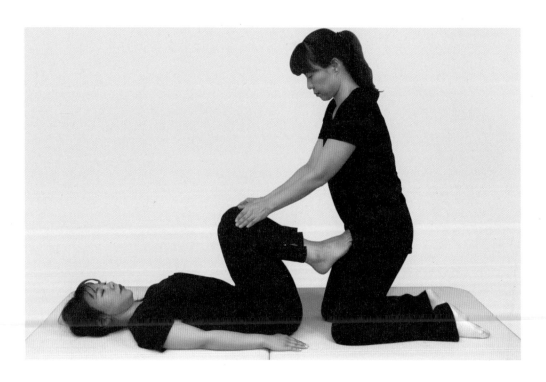

원 인
· 운동부족, 복부비만, 허리근육 경직, 허리디스크, 요통

이완근육
· 허리세움근, 고관절 근육들, 대퇴부 근육들.

시행위치
· 두 무릎을 굽혀서 가슴으로 부담없이 올린 위치.

방 법
· 불편이를 바르게 눕게 하고, 두 무릎을 세우라고 지시한다.
· 시범자는 불편이의 발쪽에 위치하여 두 무릎을 붙인 상태로 가슴쪽으로 천천히 밀어보고 자연스러운 범위까지 밀어준다.
· 불편이에게 두손으로 바닥을 잡으라고 하고는 두 무릎을 시범자의 손바닥 방향으로 지긋이 밀도록 요구한다.
· 시범자는 불편이가 두 무릎을 밀지 못하도록 10초간 3회 저지한다.

주의사항
· 힘을 강하게 주지 않도록 지시한다.
· 상체가 기울어지지 않도록 지시하고 관찰한다.
· 골반의 위치가 한쪽으로 치우치지 않도록 관리한다.
· 디스크 돌출 진단을 받은 경우에는 이 방법을 하지 않는다.
· 척추분리증 또는 요추전만인 경우는 효과가 있다.

19) 골반이 회전변형 되었을 때

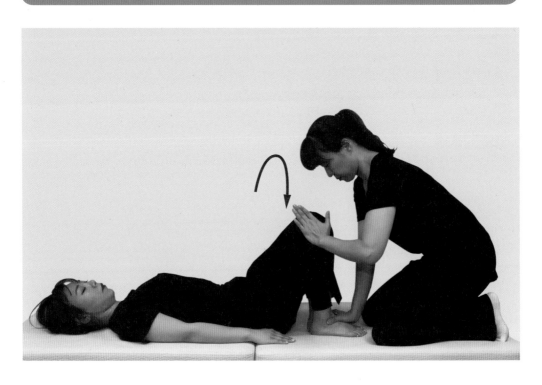

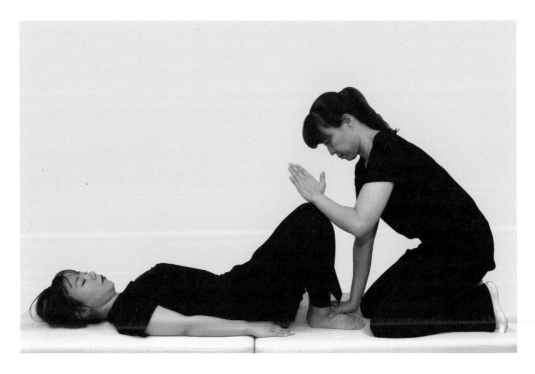

원 인

· 걸음걸이 중의 좌우가 다른 보폭, 한쪽으로 편중된 자세, 여성의 출산 등 여러가지 문제로 인해 골반의 변형이 발생한다.
· 일상생활에서 좌우의 균형이 바른 자세나 행동을 한다는 것은 쉬운 것이 아니기 때문에 골반의 회전변형은 어쩌면 당연한 현상일지 모른다. 골반의 변형으로 인해서 척추의 변형이 이루어지고, 신진대사가 원활하지 못해 여러가지 증상들이 나타나므로 균형잡힌 골반을 만들어야 하는 것은 중요하다.

증 상

· 골반이 변형되면 다리의 길이나 굵기에 변화가 생기고, 척추의 변형과 좌우 근육의 비대칭이 이루어져 변비, 설사, 요통, 하지무력 등의 증상이 나타나기도 한다.

이완근육

· 뒤로 돌아간 부분의 골반 근육들.
· 앞으로 나온 골반의 서혜부 근육들.

시행위치

· 두 무릎을 세우고 정중앙에 위치한 상태.

방 법

· 불편이의 두 무릎이 오른쪽으로 더 많이 내려갈 때의 방법이다.
· 두 무릎을 좌우로 기울어지지 않은 정중선의 위치에 놓고, 시범자는 불편이의 오른쪽 무릎의 바깥쪽을 손바닥으로 잡는다. 불편이의 두 무릎을 오른쪽으로 강하게 밀도록 지시하고, 시범자는 이를 3초간 3회 저지시킨다.

주의사항

· 힘을 세게 주어야지 지긋이 주면 효과가 약하다.
· 상체가 기울어지지 않도록 관찰한다.

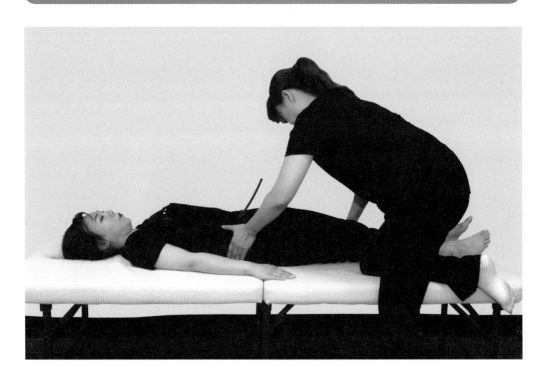

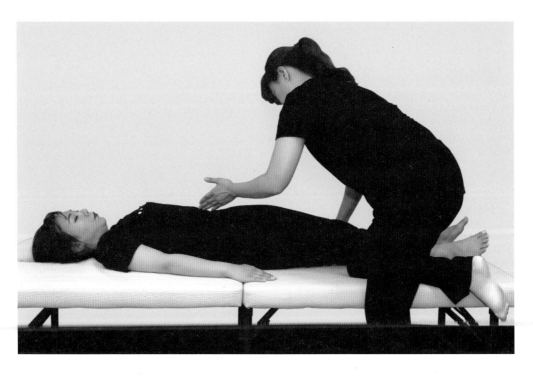

원 인
· 후천적 측만변형은 사고로 인한 충격이나 한 쪽으로 습관화된 자세로 인해서 나타난다.

증 상
· 척추의 불균형, 골반변형, 고관절변형, 요통, 변비 혹은 설사, 성기능장애, 보행곤란 등의 증상이 나타나며 척추측만증으로 발전하기도 한다.

이완근육
· 요방형근, 척추기립근, 대둔근, 고관절 주변의 근육들.

시행위치
· 변형된 골반의 반대쪽 부분을 벽에 붙인 상태로 최대한 바르게 누운 자세.

방 법
· 시범자는 불편이의 옆에 위치하여 변형된 골반의 외측부를 손으로 잡는다.
· 불편이에게 힘껏 바깥쪽으로 밀도록 지시하고는 밀리지 않도록 3초간 저지한다.

주의사항
· 몸의 한쪽 면을 벽에 붙이고 실행하면 좋다.
· 벽에 붙일 수 없는 상태라면 두 손으로 바닥을 잡도록 지시하고 실행한다.

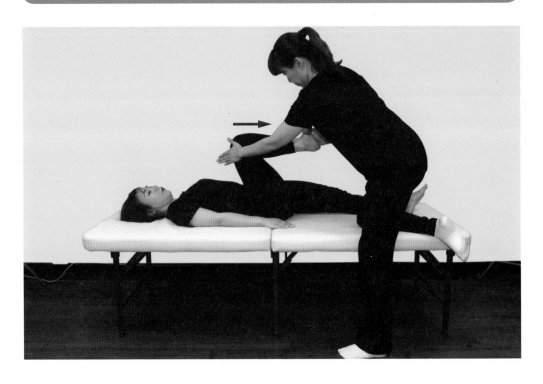

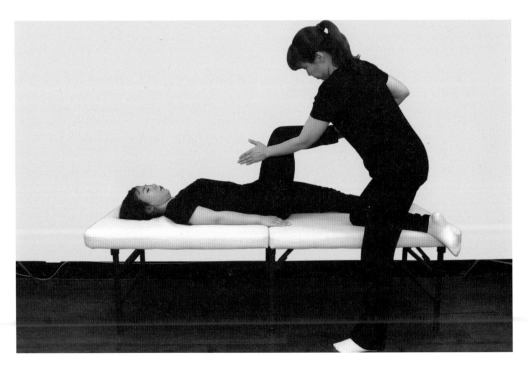

정 의

· 절구 모양의 골반골과 공이 모양의 둥근 넙다리뼈의 머리 부분이 이루는 관절이다.
· 골반을 통해서 전달되는 체중을 지탱하고, 걷기와 뛰기 등의 운동이 가능하도록 한다.
· 두터운 관절막으로 둘러싸여 있으며, 매우 안정적이고 운동범위가 큰 관절이지만 상당한 외부 충격에 의해 탈골이나 골절이 생길 수 있다.
· 다른 관절들과 같이 관절 안쪽은 활액막으로 덮여 있어 관절액이 생성된다.
· 퇴행성관절염, 골조직의 혈액순환장애로 인한 무혈성괴사가 생길 수 있다.

증 상

· 고관절이 정상적이지 못할 때의 증상은 고관절 주위의 통증과 빠른 걸음을 걷거나 뛰는 상태에서 발바닥이 땅을 헛 밟는다는 느낌을 받는다.
· 고관절의 불균형은 걸음걸이의 변형을 야기시키므로 이로 인해서 골반의 불균형이나 양쪽 다리에 균형이 맞지 않는 상태로 이어져 척추의 전반에 대한 변형을 초래하기도 한다.

이완근육

· 이상 있는 쪽의 고관절 근육, 서혜부 근육들.

시행위치

· 무릎을 접은 상태로 밀어 대퇴부와 골반이 이루는 각이 90도가 된 지점.

방 법

· 불편이에게 바르게 누워서 바닥을 잡으라고 지시한다.
· 시범자는 불편이의 발목과 무릎을 잡고, 고관절의 각도가 90도를 이루도록 돕는다.
· 불편이에게 발을 발바닥 방향으로 강하게 밀도록 지시하고, 시범자가 이를 3초간 3회 저지한다.

주의사항

· 불편이의 상체가 기울어지지 않도록 관찰한다.
· 조체법을 실행할 때, 반드시 고관절의 각도가 90도를 이루도록 한다.
· 불편이의 힘이 너무 강하여 저지할 수가 없다면 다리의 힘을 조금 약하게 밀도록 지시하고, 5회 반복한다.

22) 내반슬(오다리)

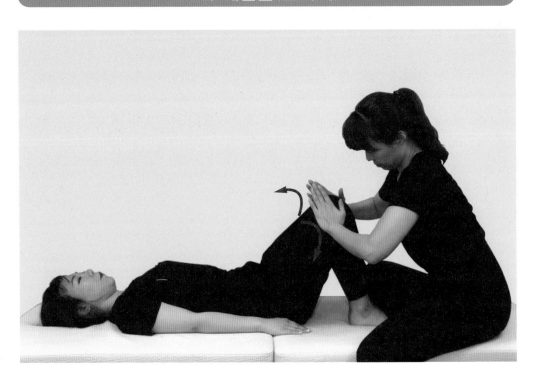

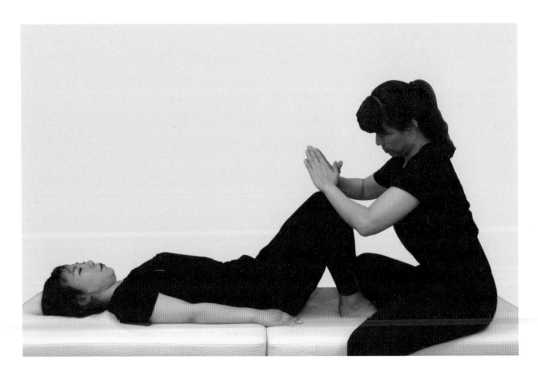

원 인

· 내반슬은 고관절이 내측으로 과도하게 휘어진 상태를 말한다. 고관절 각이 X-ray 상에서 125도 이하로 나타나고, 슬개골이 내측으로 서로 마주보고 있는 상태여서 발바닥을 붙이고 섰을 때, 양쪽 무릎 사이가 닿지 않는 상태가 된다.

증 상

· 내반슬이 되면 골반이 전방경사의 형태로 변형되며, 이로 인해서 척추도 변형된다.
· 척추측만증으로 발전할 수도 있으며, 요추의 전만으로 인해 척추분리증과 같은 척추질환이 발생할 수 있는 확률이 높아진다.

이완근육

· 내반슬은 고관절의 내회전근들이 수축이 되어 경직되며, 외회전근들은 약화된다.
· 그러므로 내회전근들을 이완시켜 주고, 외회전근들은 운동을 통해 근력강화를 시켜 주어야 빠른 효과를 볼 수 있다.

시행위치

· 두 무릎을 세워 정중선에 위치한 상태.

방 법

· 불편이에게 바르게 누워서 두 무릎을 세우라고 지시한다.
· 시범자는 불편이의 발 아래쪽에 위치하여 양손으로 불편이의 양쪽 무릎의 바깥쪽을 잡는다.
· 불편이에게 양손으로 바닥을 잡으라고 말하고, 두 무릎을 바깥쪽으로 벌리도록 힘을 주라고 지시하고, 시범자는 이를 5초 동안 저지하기를 3회 반복한다.

주의사항

· 불편이의 발바닥의 위치가 서로 같도록 체크한다.
· 불편이의 상체가 기울어지지 않도록 관찰한다.

23) 외반슬(X다리)

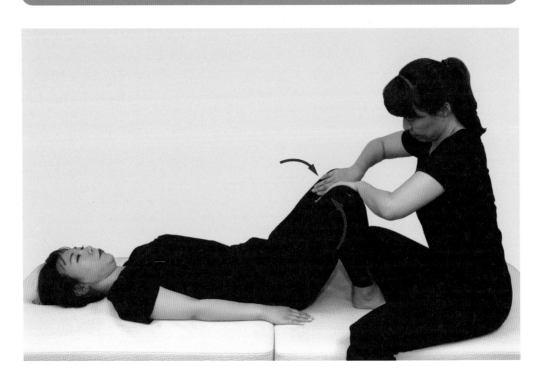

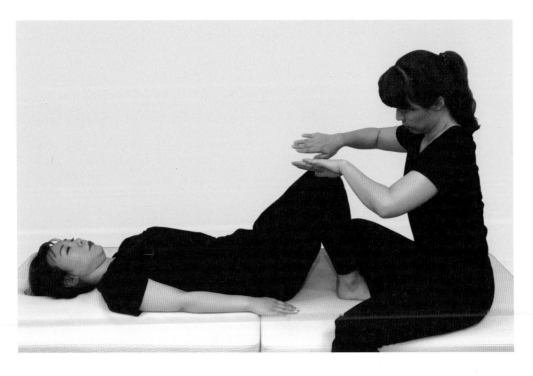

정   의

· 외반슬은 무릎을 붙이고 바르게 선 자세에서 발목의 안쪽 복사뼈가 서로
닿지 않는 상태를 말한다.
· 걸음을 걸을 때, 무릎이 닿으므로 발을 더 벌려서 걷게 되고, 이로 인해서
골반의 변형과 척추의 변형이 발생할 수 있다.
· 외반슬은 X-ray 상에서 고관절의 각이 125도 보다 크게 나타난다.

증   상

· 외반슬이 되면 골반이 후방경사의 형태로 변형되며, 이로 인해서 척추도
변형된다.

이완근육

· 고관절의 외회전근들이 수축되어 경직되므로 이완을 시켜주어야 하고, 내
회전근들은 약화되므로 운동을 통해 근력강화를 시켜주어야 한다.

시행위치

· 두 무릎을 세운 상태로 정중선에서 약간 벌린 상태.

방   법

· 불편이에게 바르게 누워 두 무릎을 세우라고 지시하고, 시범자는 그의 발
아래에 위치한다.
· 시범자는 불편이의 두 발의 위치가 같도록 조정하고, 불편이의 두 무릎을
조금 벌리게 하고는 두 손으로 무릎 안쪽 부분을 잡는다.
· 불편이에게 두 손으로 바닥을 잡게 하고, 두 무릎을 힘있게 모으라고 지시
한뒤에 이를 5초간 3회 저지한다.

주의사항

· 불편이의 상체가 기울어지지 않도록 주의한다.

24) 굽은다리

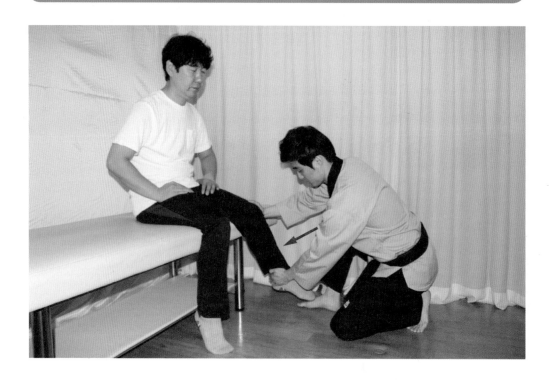

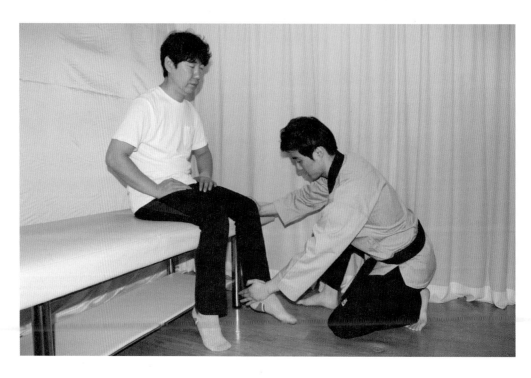

원 인

- 굽은다리는 인체의 노화에 대한 일반적인 변형으로 다리 후면의 근육들이 약화되면서 수축된다.
- 인체의 2차 만곡에 특정 자세나 자극을 주어 인체를 변형시키는 바르지 못한 생활습관과 자세 등에서 유발되기도 한다.
- 서서히 진행되는 굽은다리는 불편한 동작에 따른 보상작용에 의하여 견갑거근이 약화되며 양쪽 어깨가 거상되므로, 경추가 굴곡되고 흉추가 전방으로 변형되면서 흉근이 수축한다.
- 척추기립근은 굳어지고 복직근은 약화되면서 요추가 후방으로 변형되면서 일자척추를 넘어 척추만곡증으로 변형된다.

증 상

- 요통, 다양한 체형 변형, 무지외반증.
- 둔부근과 슬괵근의 약화와 수축으로 무릎이 변형되어 굽은다리로 변형되며 척추는 S라인이 아닌 일자척추이거나 역S자 형태로 변형된다.

이완근육

- 둔부근과 슬괵근을 이완시켜 주며 동시에 강화운동도 병행한다.

시행위치

- 의자에 앉은 상태에서 무릎을 자연스럽게 펼 수 있는 위치.

방 법

- 불편이를 의자에 앉으라고 하고, 시범자는 그의 발 앞에 위치한다.
- 한 손은 불편이의 무릎을, 다른 손은 뒤꿈치 윗부분을 잡는다.
- 불편이에게 무릎을 조금 펴라고 하고는 엉덩이 방향으로 힘껏 당기라고 지시한다.
- 시범자는 불편이가 발을 당기지 못하도록 5초간 3회 저지한다.
- 양쪽 발 모두 실행한다.

주의사항

- 상체가 기울어지지 않도록 주의시킨다.
- 근력이 약한 쪽의 다리는 1.5배 더 많이 실행한다.

25) 누워서 다리 올리기가 불편할 때

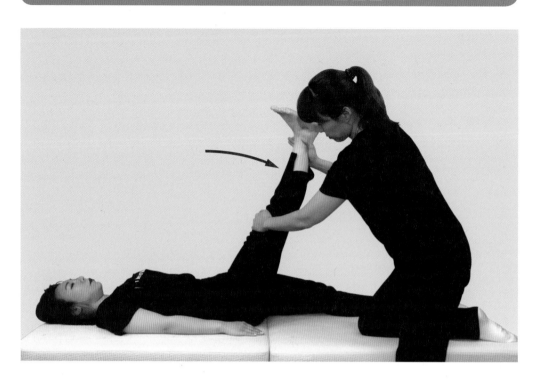

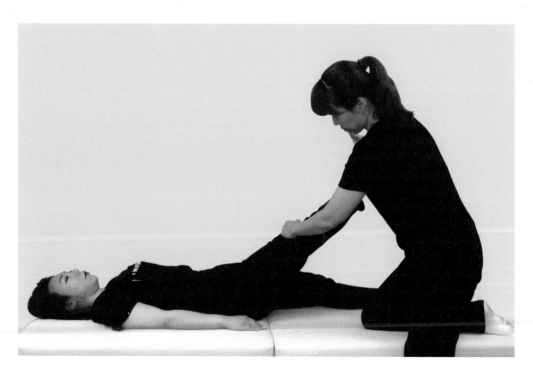

운동범위

· 똑바로 누운 자세에서 한쪽 다리의 무릎을 자연스럽게 편 상태로 가슴을 향해 올릴 수 있는 범위는 100도 정도이다.

원 인

· 복부비만, 고관절의 변형, 골반의 변형, 대장 혹은 소장의 병변.

증 상

· 다리를 올릴 때 복부의 통증, 대퇴근의 땡김 등이 나타나기도 하지만, 평소의 걸음걸이에서는 아무런 문제가 없기도 한다.

이완근육

· 복직근의 아랫부분, 서혜부 근육들, 대퇴근, 슬괵근.

시행위치

· 다리를 자연스럽게 올릴 수 있는 위치.

방 법

· 불편이에게 바르게 누워서 무릎을 자연스럽게 편 상태로 한쪽 다리씩 올릴 수 있는 한계까지 올려보라고 지시하고, 어느 다리가 불편한지를 관찰한다.
· 시범자는 불편이의 발 옆에 위치하여 불편한 다리를 자연스러운 범위 내에서 올릴 수 있는 한계까지 올리라고 지시하고, 한 손으로는 발목 뒷부분을 잡고, 다른 손은 무릎을 잡는다.
· 불편이에게 두 손으로 땅을 잡은 후 다리를 힘껏 내리라고 지시하고, 시범자는 이를 내리지 못하도록 3초간 3회 저지시킨다.

주의사항

· 불편이의 무릎이 굽혀지지 않도록 무릎을 살짝 눌러준다.
· 불편이의 상체가 기울어지지 않도록 주의한다.
· 시범자는 3초간 유지하다가 힘을 뺄 때 어깨가 다치지 않도록 주의한다.

26) 누워서 다리를 올렸다가 내리기가 불편할 때

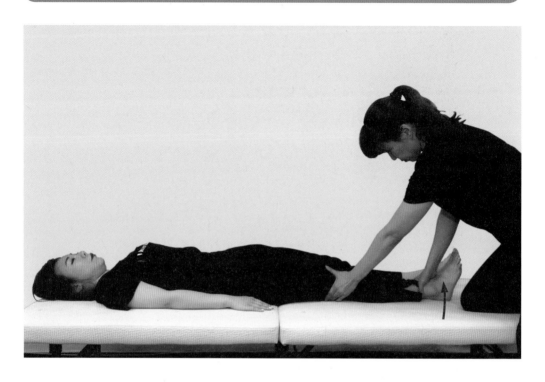

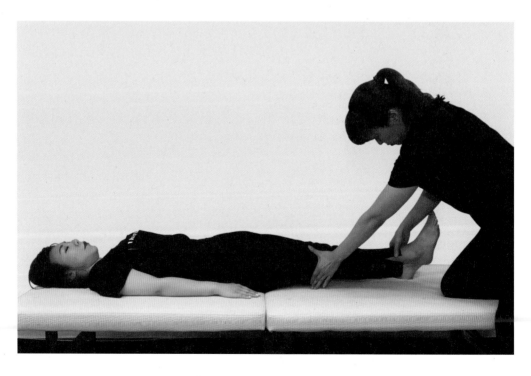

운동범위

· 누워서 다리를 올렸다가 내릴 때, 고관절에서 소리가 나거나 골반이나 허리, 고관절에 불편함이 있으면 안 된다.

원　인

· 골반 또는 고관절의 이상이거나 대퇴부의 근육 약화.

증　상

· 골반이나 허리의 통증, 고관절에서 소리가 남.

이완근육

· 요방형근, 대퇴부의 근육들.

시행위치

· 다리를 땅에 내려 놓은 자연스러운 위치.

방　법

· 시범자는 불편이의 다리 아래쪽, 혹은 옆에 위치하여 한손으로는 무릎을 잡아서 무릎이 굽혀지지 않도록 주의하고, 다른 손으로는 발목을 위에서 아래 방향으로 눌러 잡는다.
· 불편이에게 다리를 힘주어 들어 올리라고 지시하고, 시범자는 다리를 들지 못하도록 힘주어 저지한다.

주의사항

· 상체를 들거나 기울어지지 않도록 주의한다.

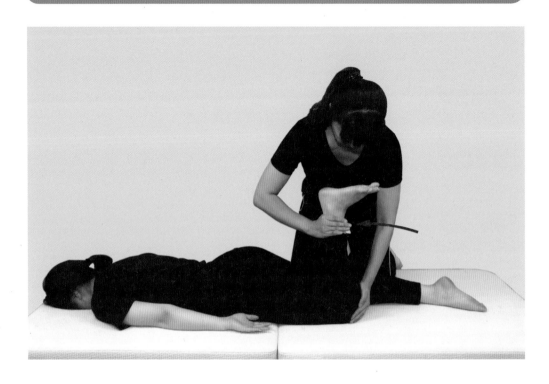

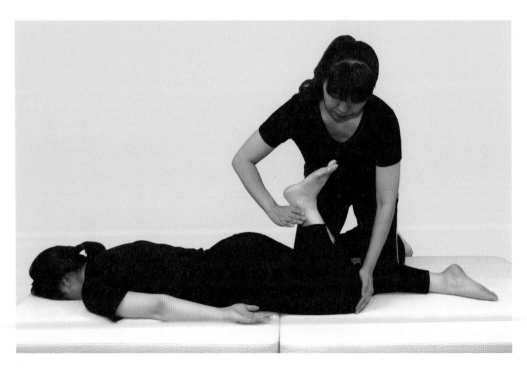

정 의

· 무릎 관절의 이상이거나 주변 근육들의 경직으로 인해서 무릎을 펴기 불편한 상태에서의 조체법이다.

운동범위

· 서 있거나 앉아서 두 다리를 폈을 때의 운동범위는 대퇴부와 하퇴부가 일직선 상에 위치할 수 있을 때 정상으로 본다.

원 인

· 운동부족으로 인한 무릎 주변 근육의 경직, 관절염, 슬개골의 이상 등이 원인이 된다.

증 상

· 걸음을 걸을 때, 무릎을 펴기가 불편하거나 경사진 길을 내려오거나 계단을 내려 올 때 통증이 나타난다.

이완근육

· 대퇴부와 하퇴부의 뒤쪽 근육들.

시행위치

· 엎드린 자세에서 무릎을 자연스럽게 펼 수 있는 위치.
· 혹은 뒤로 굽힌 무릎각이 90도를 이루는 위치에서 실행한다.

방 법

· 시범자는 불편이의 옆에 위치하여 한 손은 무릎을 잡아 고정하고 다른 손은 아킬레스건쪽을 잡는다.
· 불편이에게 하퇴부를 엉덩이 방향으로 힘껏 밀라고 지시하고, 이를 3~5초간 저지하기를 3회 반복한다.

주의사항

· 불편이의 두 다리가 벌어지지 않도록 고정한다.
· 상체가 기울어지지 않도록 주의한다.

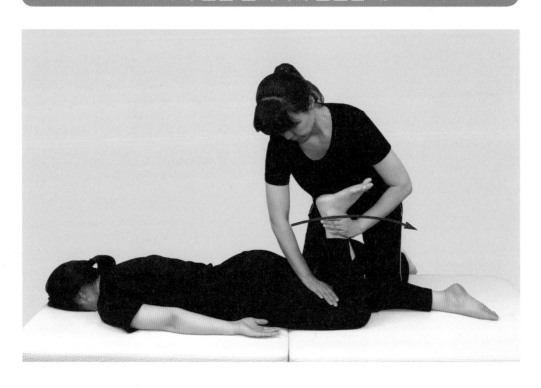

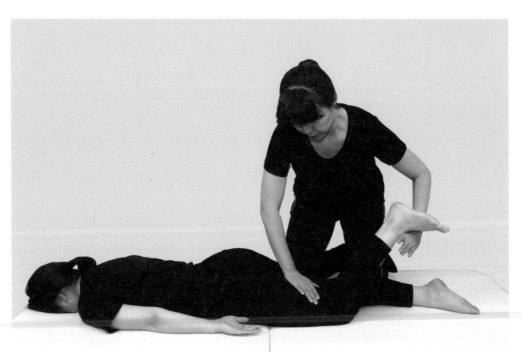

운동범위
· 두 무릎을 꿇고 앉아 있는 자세에 불편함이 없어야 한다.

원 인
· 대퇴부와 하퇴부의 뒤쪽 근육에 대한 근력 약화, 관절염.

증 상
· 다리에 힘이 없고 무기력하다.

이완근육
· 대퇴부와 하퇴부 앞쪽의 근육이완과 뒤쪽의 근력강화 운동이 필요하다.

시행위치
· 무릎을 뒤쪽으로 굽힌 각이 90도를 이루는 위치.

방 법
· 시범자는 불편이의 옆에 위치하여 한 손은 오금을 잡고, 다른 손은 앞쪽 발목을 잡는다.
· 불편이에게 하퇴부를 앞쪽 아래 방향으로 힘껏 밀라고 지시하고는 이를 3~5초간 저지하기를 3회 반복한다.

주의사항
· 불편이의 두 다리가 벌어지지 않도록 주의한다.
· 상체가 기울어지지 않도록 주의한다.

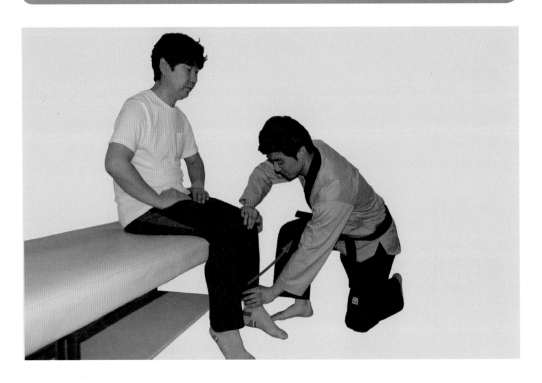

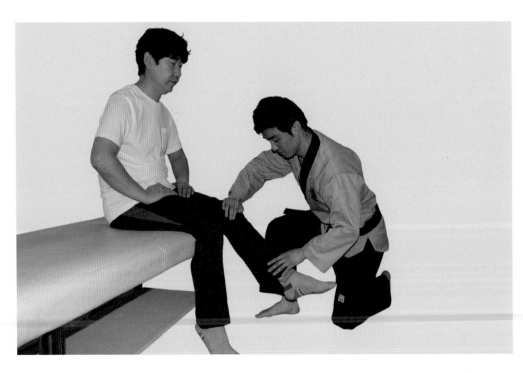

운동범위

· 무릎을 꿇고 앉는 것에 불편함이 없어야 한다.

원 인

· 고관절의 변형, 슬개골의 변형, 무릎 관절염 등.

증 상

· 일어섰다가 앉을 때의 무릎 통증, 계단을 내려갈 때의 불편함.

이완근육

· 앞쪽 대퇴근, 서혜부 근육들.

시행위치

· 의자에 앉아서 두 발을 내린 상태.

방 법

· 시범자는 한 손으로 무릎을 잡아 고정하고, 다른 손으로는 발목을 잡는다.
· 불편이에게 다리를 힘껏 펴라고 지시하고, 다리를 펴지 못하도록 3~5초간 저지한다.
· 양쪽 모두 3회 반복하면서 어느쪽 다리가 힘이 약한지 체크한 뒤, 약한쪽 다리는 2회 더 시행한다.

주의사항

· 무릎이 좌우로 흔들리지 않도록 고정한다.
· 상체가 기울어지지 않도록 주의한다.
· 불편이가 다리에 힘이 없다면 양손으로 의자를 잡고 다리를 밀도록 지시 한다.

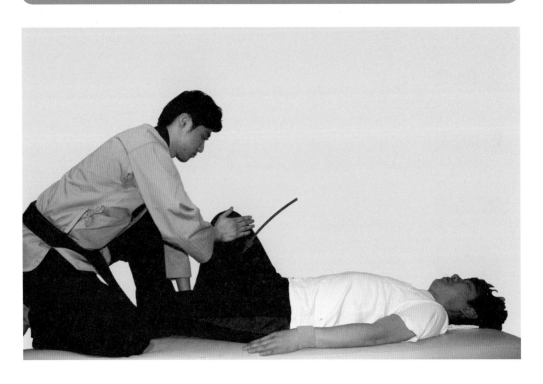

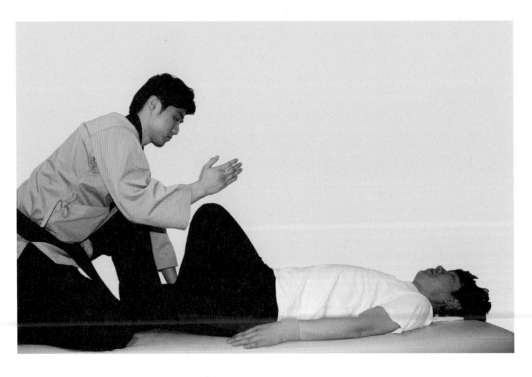

운동범위

운동범위
· 책상다리로 앉는 자세에 불편함이 없
  어야 한다.

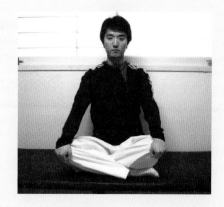

원　인
· 골반, 고관절, 혹은 무릎의 불균형.

증　상
· 책상다리로 앉을 때, 무릎의 위치가 상
  향되거나 불편하고 엉치, 고관절 또는
  무릎에 통증이 수반된다.

이완근육
· 고관절의 바깥쪽 근육들, 서혜부 근육들.

시행위치
· 바르게 누운 자세에서 한쪽 무릎을 자연스럽게 세운 상태.

방　법
· 불편이에게 누운 상태에서 두 손으로 바닥을 잡으라고 지시한다.
· 한쪽 무릎을 세우게 하고, 시범자는 한 손으로 불편이의 발목을 잡아 고정
  하고, 다른 손으로는 무릎의 안쪽을 잡는다.
· 불편이에게 세운 무릎을 반대쪽 다리 방향으로 힘있게 밀도록 지시하고,
  이를 3초간 밀리지 않도록 받쳐 주다가 한순간 힘을 빼서 불편이의 무릎이
  안쪽으로 튕겨지도록 유도한다.
· 양쪽 모두 3회씩 실행한다.

주의사항
· 불편이의 상체가 기울어지지 않도록 주의한다.

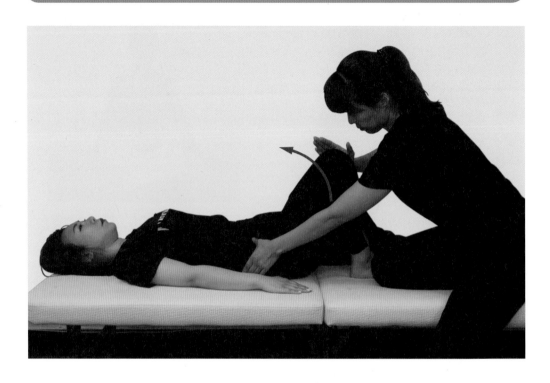

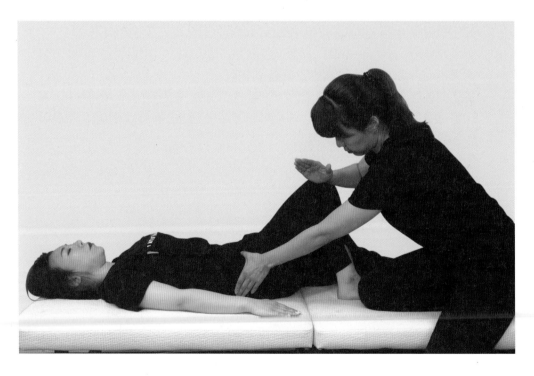

· 그림과 같이 앉는 자세에 불편함이 없어
  야 한다.

원　인
· 고관절, 혹은 무릎의 불균형.

증　상
· 그림처럼 한 쪽 다리를 다른 쪽 다리의 무
  릎 위에 올려 놓는 자세에 불편함이 없어
  야 한다.

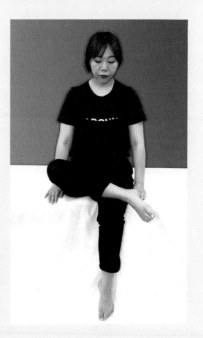

이완근육
· 고관절의 바깥쪽 근육들, 서혜부 근육들.

시행위치
· 바르게 누운 자세에서 한쪽 무릎을 자연스럽게 세운 상태.

방　법
· 불편이에게 침대에 누운 상태에서 두 손으로 바닥을 잡으라고 지시한다.
· 한 쪽 무릎을 세우게 하고, 시범자는 한 손으로 불편이의 발목을 잡아 고정
  하고, 다른 손으로는 무릎의 안쪽을 잡는다.
· 불편이에게 세운 무릎을 반대쪽 다리 방향으로 힘있게 밀도록 지시하고,
  이를 3초간 밀리지 않도록 받쳐 주다가, 한순간 힘을 빼서 불편이의 무릎
  이 안쪽으로 튕겨지도록 유도한다.
· 올라가지 못하는 한쪽 다리만 실행한다.

주의사항
· 불편이의 상체가 기울어지지 않도록 주의한다.
· 비만으로 인한 불편함은 안 될 수도 있다.

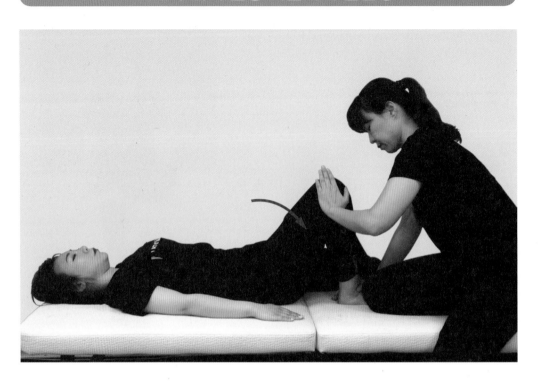

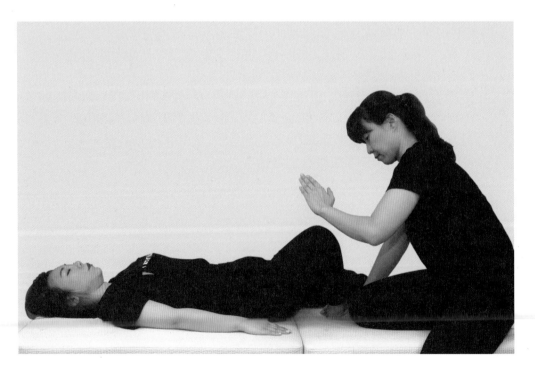

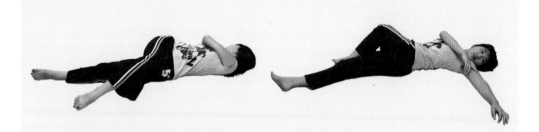

위의 그림처럼 누워서 상체와 하체를 반대쪽으로 회전할 때, 어느 한 방향이 불편하거나 통증이 수반될 때, 이 방법을 사용한다.

원 인
· 운동부족 혹은 고관절이나 골반의 불균형.

증 상
· 운동시 허리, 엉치, 대퇴부, 서혜부의 땡김, 통증이 발생할 수 있다.

이완근육
· 배속빗근, 허리쪽 척추기립근, 서혜부 근육들, 대퇴부 근육들.

시행위치
· 누운 자세에서 한쪽 무릎을 세우고, 좌우로 지우치지 않은 머리부터 발 끝까지 일직선 상에 놓인 위치.

방 법
· 불편이에게 돌리기 불편한 쪽의 무릎을 세우게 한다.
· 시범자는 한 손으로 발목을 잡아 고정하고 다른 손으로 무릎의 바깥쪽 부분을 잡고서 불편이에게 무릎을 바깥쪽으로 힘껏 밀라고 지시하고는 3~5초간 이를 저지시킨다.

주의사항
· 상체가 어느 한쪽으로 지우치지 않도록 주의한다.

5. 간단한 응급처치법

응급처치 방법

응급처치란 예기치 않았던 때나 장소에서 일어난 외상, 질환 등에 대하여 긴급하게 그 장소에서 행하여 회복을 도와주는 간단한 치료를 말한다.

우리 선조들은 과학적 지식의 부족함에도 불구하고 여러 가지 응급처치 방법들을 알고 있었다.

배가 아픈 아이에게 엄마 손은 약손이라며 배를 쓸어 내려 주시던 엄마의 손길, 상처부위에 된장을 발라주던 시절,

체한 사람의 엄지손가락을 바늘로 찔러 피가 나오게 하던 방법들은 학교에서
배운 기술도, 책에서 익힌 기술도 아니었음에도 증상들을 시원하게 해결해주는
응급처치법이었다.

가사자를 보며 죽었는지 살았는지의 여부를 판단하는 방법으로 눈동자에 사
물이 비치는지 확인하는 방법, 누워있는 자세에서 허리 밑으로 손을 넣어 보는
방법, 심장이 멈춰도 배꼽 동맥이 뛰고 있다면 아직은 살릴 수 있는 희망이 있
다는 것들은 일반 사람들에게 잊혀져가는 방법들이다.

이런 여러가지 방법들은 〈비과학적〉이라는 용어로 사라져가고 있다.
과학이란 현재를 살아가고 있는 사람들의 수준이다.
16세기에 지동설을 주장했다면 〈미친 놈〉 소리를 들었을지도 모른다.
하지만 현재에 천동설을 주장한다면 〈무식한 놈〉이 될 것이다.
사람의 몸에 이로운 응급처치법 중에는 과학으로 설명되지 못하는 것들도 있다.
비과학적인 방법이더라도 응급상황이 벌어진 상태에서 민간에서 오래전 부터
전해 내려온 방법이라면 시도해볼 가치가 있는 것은 아닐까.

정신을 잃은 사람에게 심폐소생술을 시도하여 정신을 차리게 만들어준 사례
들은 여러 사람들의 가슴을 훈훈하게 만들어준다. 누군가 내 옆에서 사고가 발
생했을 때, 119구급대가 오기 전에, 어느 정도 응급처치를 할 수 있다면 얼마나
좋은 일이겠는가.

1) 발목을 삐었을 때

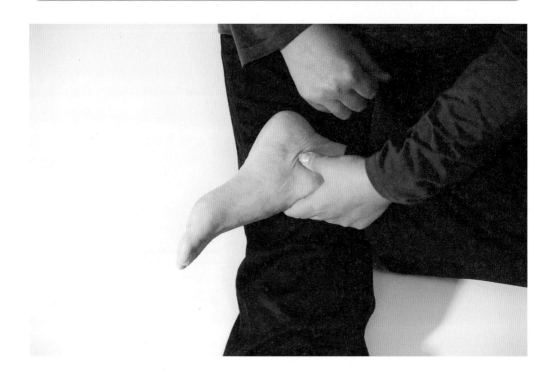

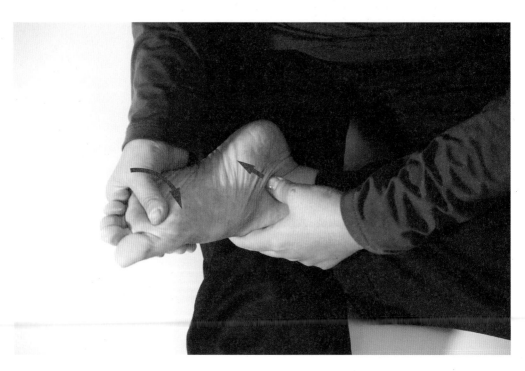

정 의

· 인대는 관절을 안정시키고, 단단하게 하는 역할을 한다.
· 이런 인대가 사고나 외상 등에 의해 손상된 것을 삐었다고 말하며, 의학적 용어로는 염좌라고 한다.
· 염좌가 생기면 인대가 찢어지거나 늘어나므로 관절을 유지하는 역할을 잃게 되고, 심하면 뼈가 탈골되거나 관절이 정상범위 밖으로 벗어나기도 한다.

증 상

· 압통, 동통, 부종을 유발한다.

시행위치

· 의자나 바닥에 앉은 자세에서 삐인 발을 정상적인 다리의 무릎 위에 올려놓는다.

방 법

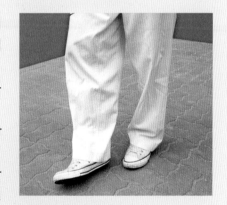

· 왼쪽 그림의 오른발과 같은 자세로 넘어지거나 겹질러져 삐었을 때의 방법이다.
· 왼발을 삐었다면 왼손의 엄지손가락은 왼발의 안쪽 복사뼈 밑에 위치한다.
· 오른손은 왼쪽 발등과 발바닥을 감싸잡는다.
· 왼손의 엄지손가락은 안쪽 복사뼈 아래에서 누른 상태로 발바닥을 향해 밀어주고 오른손바닥은 발등에서 발바닥 방향으로 회전시키며 돌려준다.
· 이 동작을 3회 반복하고, 발목을 천천히 둥글게 좌우로 돌려준다.

주의사항

· 육안으로 보이는 탈골에는 실행하지 않는다.
· 발목이 부으면(부종) 냉찜질을 해준다.

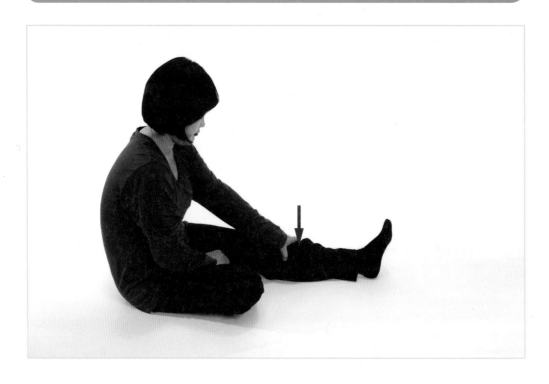

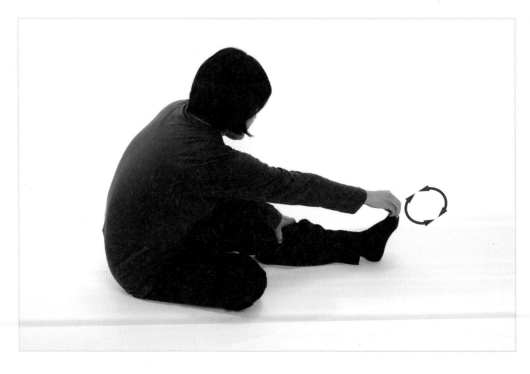

정 의

· 간헐성으로 근육의 수축과 이완이 반복되어
근육이 연속적으로 경련을 일으키는 것이다.

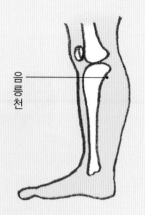

음릉천

원 인

· 근육이나 힘줄, 인대를 급격하게 움직였을 때.
· 운동과다, 운동부족, 스트레스 등.

증 상

· 갑자기 종아리가 땡기고, 통증이 수반된다.
· 대개 무릎이 굽혀진 상태에서 발생한다.

이완근육

· 경련이 일어났을 때는 근육을 풀어도 별 의미가 없다.
· 경련이 사라졌을 때, 비복근을 부드럽게 풀어주고, 따뜻한 물에 담그거나
따뜻한 물수건으로 찜질해준다.

시행위치

· 경련이 나타난 상태.

방 법

· 경련이 나타나면 일반적으로 무릎을 펼 수가 없는데, 이때 음릉천혈을 엄
지손가락으로 강하게 누르면 무릎을 펼 수 있게 된다.
· 무릎이 펴지면 음릉천혈을 계속 누른 상태에서 다른 손으로 엄지발가락을
좌우로 3회씩 돌려주거나 다섯발가락 모두를 발등 방향으로 당겨준다.

주의사항

· 무릎이 펴진 상태가 되어야 효과가 있다.

3) 어깨통증

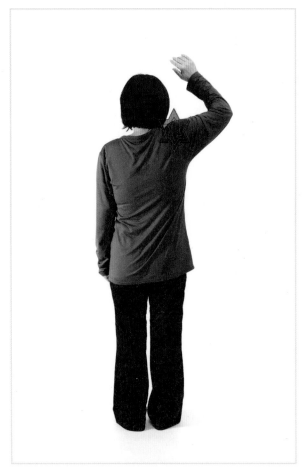

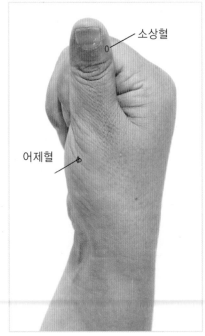

소상혈

어제혈

정 의

· 퇴행성 관절질환, 관절염, 인대의 손상, 근육파열, 근막통증, 활액낭의 염증 혹은 팽창주변 구조물에 대한 신경압박, 신경손상 등으로 발생하는 어깨부위의 통증을 말한다.

어제혈(魚際穴)

· 손바닥쪽에서 엄지손가락뼈의 끝에서부터 세 번째 마디의 중간에 위치한다.
· 동의보감에서는 해수(咳嗽) 전문 치료혈로 본다.
· 수태음 폐경의 영혈(榮穴)인데, 영혈이란 물의 흐름이 시작되는 곳을 말한다.
· 음경상(陰經上) 내장의 질병을 치료해주고, 양경상(陽經上) 해당 경맥이 경과하는 신체부위의 질병을 치료해준다.
· 또한 폐(肺)의 열증(熱症)에 탁월한 효능이 있다.
· 양손의 어제혈을 서로 비벼주면 폐를 따뜻하게 해주고, 강건하게 해준다고한다.

방 법

· 엄지손가락으로 어제혈을 지그시 눌렀을 때 통증이 수반된다면 같은 쪽의 어깨에 이상이 생겼다는 예상을 해도 좋다.
· 이때, 엄지손가락이나 볼펜 등을 이용하여 약간 아플 정도의 압을 가해 주물러 준다.
· 어제혈을 눌렀을 때, 통증이 사라졌다면 한결 부드러워진 어깨를 느낄 수 있을 것이다.

주의사항

· 편한 자세에서 실행한다.

4) 귓속에 벌레가 들어 갔을 때

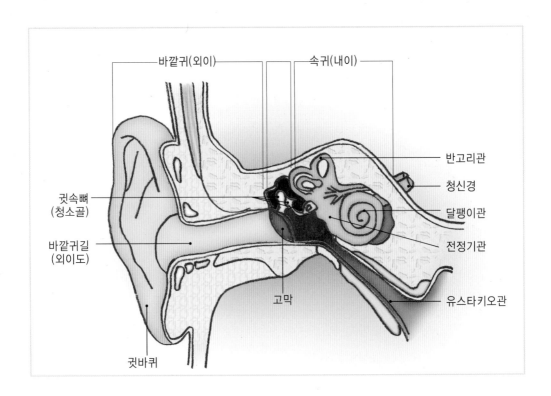

바깥귀(외이) | 속귀(내이)

반고리관
청신경
달팽이관
전정기관

귓속뼈
(청소골)

바깥귀길
(외이도)

고막

유스타키오관

귓바퀴

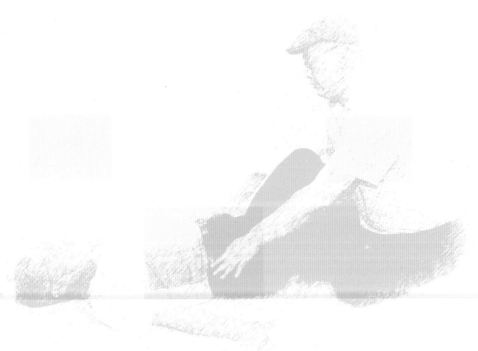

귓속에 벌레가 들어갔을 때, 손전등으로 빛을 쏘인다면 위험할 수도 있다. 왜냐하면 귓속의 벌레가 주행성이라면 빛을 보고 밖으로 나오겠지만, 만약 야행성이라면 빛을 피하기 위해서 더욱 깊이 들어가려고 할테니까 말이다.

방 법

· 벌레가 들어간 쪽의 귀를 위로 향해 옆으로 눕힌다.
· 가정에서 사용하는 식용유를 작은 숟가락에 담아서 귓속에 넣는다.
· 귓속을 채울 정도로 식용유를 넣으면 귓속의 벌레가 위로 떠오르게 된다.
· 이때, 떠오른 벌레를 제거하고 마른 솜을 천천히 귓속에 집어 넣는다.
· 약 1~2분 후에 솜을 제거하면 귓속 청소도 되는 일석이조의 효과를 볼 수 있다.
· 이 방법은 이비인후과에서 귓속에 염증이 있을 때도 잠을 자기 전에 올리브유(가정에서는 식용유도 가능함)를 귓속에 넣은 후, 솜으로 귓속을 채우고 나서 다음날 아침에 솜을 제거하라고 하는 방법이기도 하다.

5) 손목이 아플 때

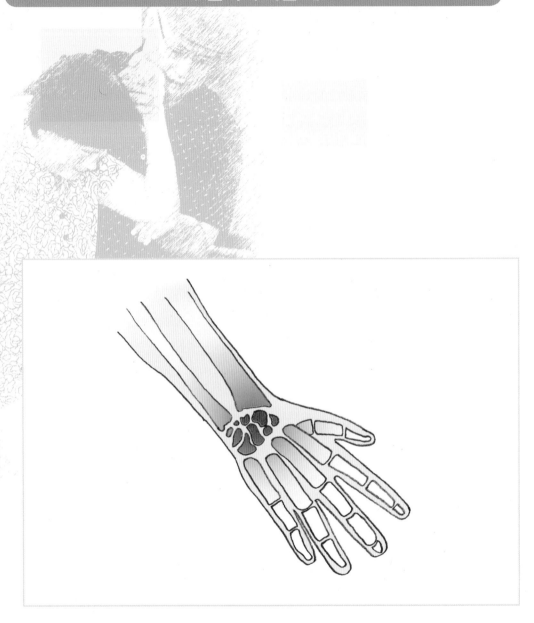

· 손목에는 손가락을 움직이
는 힘줄과 신경이 지나가며
이를 둘러싸고 있는 일종의
관(터널)이 있다.
· 이중 정중신경이 수근관(손
목터널)에 눌려 압박되어
발생하는 손저림, 감각저하
등의 증상이 나타난다.

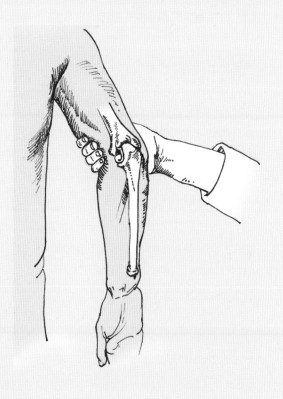

원 인

· 정확한 원인은 발견되지 않
았다.
· 중년 이후의 여성, 비만, 당
뇨병 환자에게 더 많이 발
생하며 임신 중 일시적으로
나타나기도 한다.
· 손을 많이 사용하는 주부,
피부관리사, 마사지사, 컴
퓨터를 자주 사용하는 사람
에게서도 많이 나타난다.

방 법

· 팔꿈치를 편한 자세로 구부리게 하고, 상완의 끝부분(그림 5-11의 붉은색
부분)을 손가락으로 압을 강하여 2분간 풀어준다.

6) 소화불량

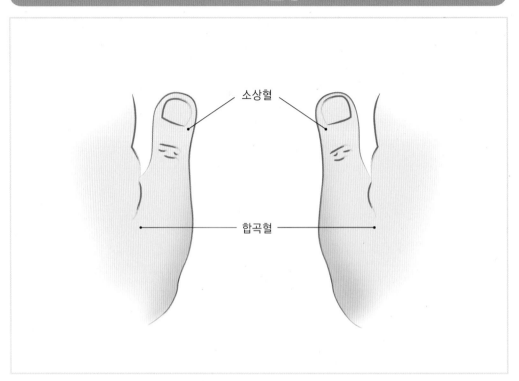

소상혈

합곡혈

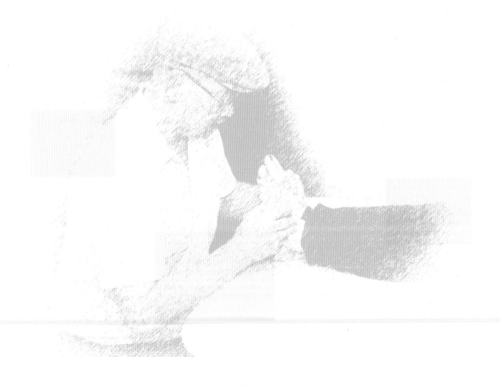

정 의

· 음식을 섭취한 후에 발생하는 소화장애 증세로서 위와 간, 담도계 질환을 비롯한 속쓰림, 트림, 구역질, 복부 불쾌감, 위장 팽만감, 복통 등 모든 증상을 포함한다.

원 인

· 소화기질환, 심장질환, 정신적 질환을 포함하여 빈혈, 폐결핵, 심부전, 요로감염증, 췌장염, 담낭질환, 위암, 만성충수돌기염 등에 의해 발생할 수 있다.
· 불규칙한 식사, 잘못된 식습관으로 음식물이 충분한 소화 효소의 작용을 거치지 않고, 소화과정이 원활하지 못하여 발생하거나 식사 중 습관적으로 공기를 삼켜 더부룩한 증상이 계속되는 경우도 있다.
· 특정 음식에 대한 과민성, 불규칙한 배변습관, 일상생활의 스트레스가 원인이 되기도 한다.

증 상

· 소화가 안되는 증상뿐 아니라 식후포만감, 식욕부진, 복부팽만감, 상복부 불쾌감, 속쓰림, 메스꺼움(오심), 구토, 위산의 역류, 가슴앓이 등의 증상이 있다.

방 법

· 명치를 상하로 쓸어주거나 합곡혈을 눌러서 아픔이 사라질 때까지 풀어준다.
· 가장 좋은 방법은 팔꿈치에서 손목으로 쓸어주듯 마사지하고, 합곡혈에서 소상혈까지 쓸어내린 후 사혈침으로 소상혈을 찔러 피가 조금 나오게 한다. 그러나 비과학적 방법이라서 의학적으로 호응을 받는 방법은 아니다.

7) 변비

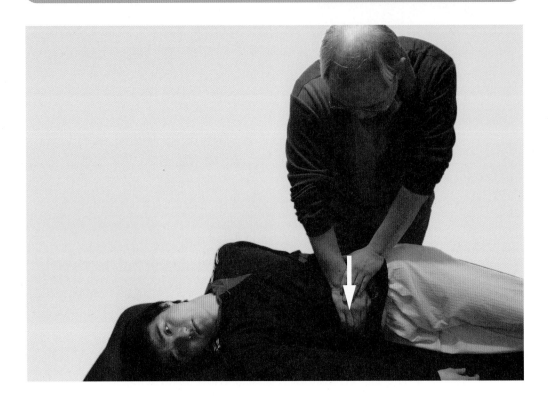

방 법

- 변비가 있는 사람을 옆으로 눕게 하고, 그의 옆에 서서 옆구리에서 복부 중
  앙까지를 손바닥으로 강하게 10회씩 쓸어내린다.
- 오른쪽을 먼저 실행하고, 왼쪽을 나중에 한다.
- 다음에 똑바로 누운 자세를 취하게 하고, 명치에서 아랫배까지 5회 쓸어내
  린다.
- 변이 항문 입구에 굳어 있을 때에는 좌약을 해도 소용이 없다. 이 때는 꼭
  맞는 고무장갑을 끼고, 손가락에 식용유를 묻혀서 손가락으로 천천히 긁어
  낸다.

8) 숨은키 1cm 찾는법

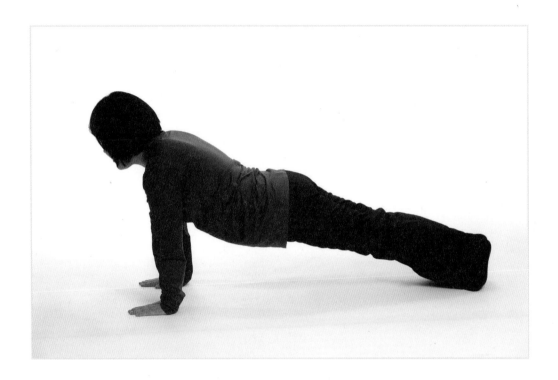

사람은 아침의 키에 비해서 저녁 때의 키가 대략 1cm 정도 작다.
이는 일상생활을 하는 동안에 척추 사이에 있는 추간판의 수분이 빠져나가기 때문인 것으로 알려져 있다. 이렇게 빠져 나간 수분은 수면을 취하는 동안에 정상으로 돌아온다고 하므로 걱정할 일은 아니다. 나이가 들어갈수록 빠져나간 수분은 조금씩 덜 채워지는데, 이로인해서 척추간 협착이 발생하며, 젊었을 때와 비교할 때 키가 조금 작아지는 것이다.

방 법
· 전신 기지개펴기 혹은 팔굽혀펴기를 10회 반복한다.
· 전체적인 근육 마사지를 해도 키는 정상으로 돌아온다.
· 등근육과 골반능을 대각선 방향으로 잡고 천천히 밀어주는 방법을
  좌우 5회 이상 실행한다. (91페이지 아래 그림 참조)

6. 근육이완 운동법

인체의 골격근은 임맥과 독맥을 잇는 가상선을 중심으로 좌우 똑같이 대칭되어 있다. 사람의 몸에서 척추를 가로지르는 근육은 없다. 따라서 좌우 대칭되어 있는 골격근이 서로 비슷하게 활동하여 균형을 이룬다면 척추가 변형될 경우는 없을 것이다.

그러나 사람이 자신의 신체에서 좌우를 비슷하게 사용한다는 것은 거의 불가능하다. 사람들은 어느 한 쪽의 팔과 다리를 더 많이 사용하게 되고, 앉아있거나 선 자세, 누운 자세 등에서 편한 쪽의 자세를 더 많이 취하게 되어 몸의 균형을 잃게 만든다.

척추를 중심으로 어느 한쪽의 근육이 강화되면, 척추는 강한쪽의 근육 방향으로 서서히 변형을 이루게 되는데, 이것이 성장기에는 척추측만이나 척추만곡으로 이어지는 원인이 되기도 한다.

이렇게 한 쪽으로 습관화된 자세나 운동으로 인하여 불균형된 근육은 척추의 변형을 일으키며, 신진대사를 원활하게 하지 못하게 하여 여러가지 증상들이 발생되게 만든다. 그러므로 강화되어 굳어진 근육들은 풀어서 탱탱한 근육으로 만들어주고, 약한 근육들은 운동을 행하여 강해지도록 노력하여 좌우의 근육이 균형을 이루도록 만들어야 한다.

근육이 굳는 이유

1) 스트레칭, 혹은 운동의 부족
2) 과격한 운동이나 노동
3) 과도한 스트레스
4) 찬바람
5) 기타

사람이 어떤 행동을 하기 위하여 움직일 때는 400여 개의 골격근 중에서 움직이는데 필요한 근육들이 수축과 이완을 반복하면서 행동이 이루어지는 것이다.

그런데 어떤 행동을 취하고 난 후에, 휴식에 들어가면 근육은 이완된 상태에서 멈추는 것이 아니라 항상 수축된 상태에서 멈추게 된다.

따라서 어떤 운동을 할 때, 시작하기 전에 근육이완을 하여 운동시 근육에 무리가 가지 않도록 해야 하는 것은 당연하지만, 운동이 끝난 후에도 적절한 근육 이완운동을 하여 수축되어 있는 근육들을 이완시켜주어야 한다.

그렇게 되어질 때, 근육이 굳어지지 않는다.

1. 살을 빼는 법

살을 빼는(다이어트) 방법만 생각한다면 의외로 쉬울 수도 있다.

살을 빼는 데에는 이쑤시개 한 개만 있어도 가능하다. 불필요한 살을 옆에서 누군가가 가끔씩 이쑤시개로 찔러주면 가능하다.

이쑤시개에 찔린 살은 과도한 스트레스를 받기 때문에 일정기간이 지나면 빠지기 시작하지만, 고통과 스트레스가 뒤따르는 단점이 있다.

가장 좋은 살빼기는 빨리 걷거나 뛰는 것이 최고의 방법이다.

2. 근육을 키우는 법

어느 한 근육을 키우는 방법은 그에 따른 적절한 운동을 하면 된다.

대흉근을 키우려면 벤치에 누워서 바벨을 들면 되고, 활배근을 발달시키려면 팔꿈치를 가슴쪽으로 모으는 운동을 하면 된다.

그러나 불균형한 몸을 균형잡힌 몸으로 전환하기 위한 운동으로 이런 운동법을 사용한다면 시간도 오래 걸리고, 근육이 최대치가 되기 전까지는 불균형한 상태로 근육이 발달한다는 단점이 있다.

균형잡힌 몸으로 만드는 운동에는 약한 근육만 강화시키는 운동법이 필요하다.

또한 기구운동은 어느 국소부위를 발달시키는 운동법으로는 적합하지 못하다.

3. 근육강화 운동법

정상적인 근육은 시간을 정해놓고 반복적인 수련을 통해서 근력이 발달되지만, 비정상적인 근육을 강화시키는 방법에 대해서는 시간을 정해 놓는 것이 의미가 없다.

일상생활 속에서 생각날 때마다 한 두 번씩 자주 행하는 것이 더 바람직하다.

척추나 근육에 대한 불균형은 운동도 필요하지만, 평상시의 자세가 더 중요하며, 자세의 교정이 없는 운동은 효과가 없다.

시간을 정해 놓고 하는 운동은 아무리 오랜시간을 노력한다고 하더라도 자세의 교정이 없다면 나머지 시간 동안에 언제든지 다시 잘못될 수 있기 때문이다. 운동교정과 자세교정은 항상 병행되어서 실행되어야 한다.

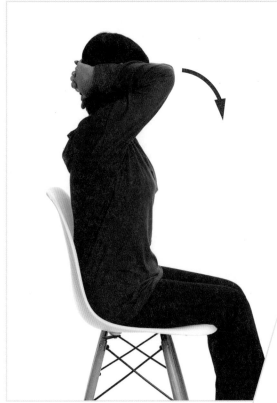

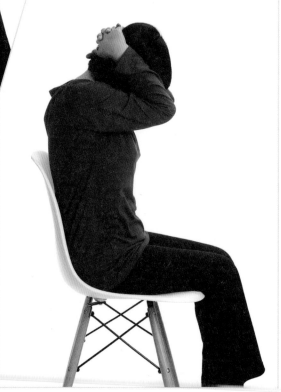

원 인
· 앉아서 고정된 자세로 일을 하는 사람, 휴대폰을 습관적으로 오래 하는 사람, 스트레스를 많이 받는 사람들에게서 빈번하게 나타난다.

증 상
· 뒷목이 뻣뻣하고 앞으로 숙이기가 불편하다.
· 두통, 어지러움, 시력감퇴, 건망증 등이 발생하기도 한다.

이완근육
· 머리와 목을 뒤로 젖히는 모든 근육들.

시행위치
· 의자의 등받이에 단단히 붙어 앉아서 두 손으로 깍지껴서 뒷목을 잡고, 양쪽 팔꿈치를 가깝게 붙인다.

방 법
· 위를 쳐다보며 손끝으로 뒷목을 5초간 누른다.
· 긴장을 풀고, 머리를 한계껏 앞으로 숙이며 아래를 바라본다.
· 더 이상 이완될 수 없다고 생각되는 상태로 15초 이상 지속한다.

주의사항
· 턱을 앞으로 내밀지 않는다.
· 팔꿈치가 앞을 가리키도록 해야 한다.
· 등을 반드시 등받이에 밀착시키도록 한다.

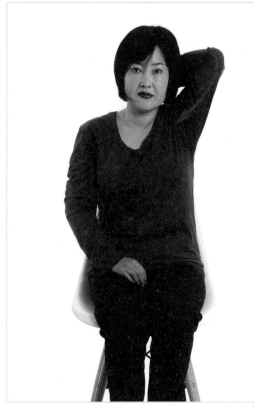

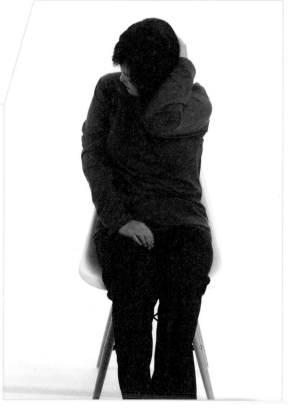

원 인

· 앉아서 고정된 자세로 일을 하는 사람, 휴대폰을 습관적으로 오래 하는 사람, 스트레스를 많이 받는 사람에게서 빈번하게 나타난다.

증 상

· 뒷목이 뻣뻣하고 불편하다.
· 머리를 오른쪽으로 돌리거나 숙이기가 불편하고 통증이 있다.
· 편두통, 시력감퇴, 청력감퇴, 어지러움, 건망증, 신경질적인 성격이 나타나기도 한다.

이완근육

· 목을 돌리고, 뒤와 옆으로 굽히는 근육들.

시행위치

· 의자의 등받이에 붙어 앉아서 왼손으로 머리 뒤 두개골 밑을 잡는다.

방 법

· 왼쪽을 바라보면서 왼쪽 손가락으로 목의 오른쪽 근육을 지그시 5초간 누른다.
· 머리를 아래로 숙이면서 오른쪽으로 돌리고, 왼쪽 손가락으로 목의 오른쪽 근육을 지그시 누른 상태로 왼쪽으로 당겨준다.
· 1회 15초 이상 실행한다.

주의사항

· 턱을 앞으로 내밀지 않도록 주의한다.
· 등을 의자 등받이에서 떨어지지 않도록 주의한다.
· 등과 목의 왼쪽 부분에서만 이완이 느껴져야 한다.
· 머리, 어깨, 팔 또는 다른 부위에 불편함이나 통증이 느껴지면 즉시 중단한다.

3) 턱을 왼쪽으로 움직이기 불편할 때

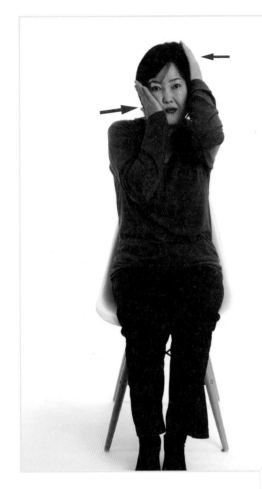

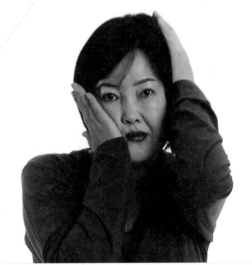

증　상

· 턱을 왼쪽으로 움직이기 불편하고, 왼쪽으로 씹는(저작) 동작이 불편하거나 통증이 있다.

이완근육

· 측두근, 저작근, 내측날개근, 외측날개근 등 입에서 씹는데 관계되는 근육들.

시행위치

· 등을 똑바로 펴고 앉아서 목을 길게 늘인다.
· 왼쪽 손바닥은 왼쪽 광대뼈 위 관자놀이에 대고, 오른쪽 손바닥은 광대뼈 뒤 턱 오른쪽(악관절)에 댄다.

방　법

· 왼쪽 손바닥은 제 위치에서 머리가 움직이지 않도록 고정한다.
· 왼손으로 턱을 오른쪽으로 지그시 5초간 밀어준다.
· 오른쪽 손바닥으로 턱을 왼쪽으로 한계껏 밀면서 15초 이상 유지한다.
· 눈의 움직임이 이 운동을 좀 더 쉽게 해주므로 오른쪽으로 밀 때는 시선을 오른쪽으로 향하고, 왼쪽으로 밀 때는 시선을 왼쪽으로 향하게 한다.

주의사항

· 머리를 돌리거나 목을 뒤로 젖히지 않는다.
· 안경을 쓰는 사람은 안경을 벗고 한다.
· 입을 열 수 없다면 양쪽 모두를 이완한다.
· 이완시 통증이 있다면 운동을 중단한다.

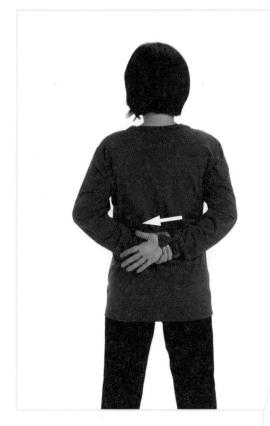

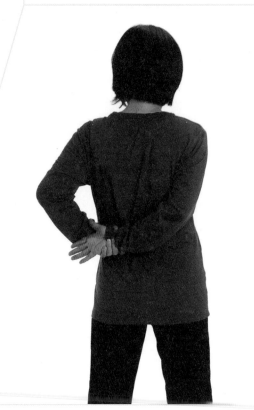

이완근육

· 삼각근 쇄골부, 삼각근 견봉부, 소원근, 극하근, 대흉근, 극상근.

시행위치

· 선 자세로 양 팔을 등 뒤로 하여 왼손으로 오른쪽 손목을 잡는다.

방　법

· 손을 뒤쪽으로 하여 단단히 잡고 있는 상태에서 오른쪽 위팔을 몸쪽으로 당기고 오른쪽 아래팔을 뒤로 당긴 상태로 5초간 유지한다.
· 왼손으로 오른팔을 뒤-안 쪽으로 당겨서 오른쪽 어깨가 이완되도록 한 상태로 5초간 유지한다.
· 긴장을 풀면서 왼손으로 오른팔을 왼쪽과 뒤쪽으로 한계까지 당긴 상태로 15초 이상 유지한다.

주의사항

· 몸을 옆으로 굽히지 않도록 주의한다.
· 팔꿈치가 펴지지 않도록 주의한다.
· 손잡기는 그대로 유지하되 왼손을 오른쪽으로 밀지는 않는다.

5) 오른팔을 머리 쪽으로 들어서 안으로 당기는 동작이 불편할 때

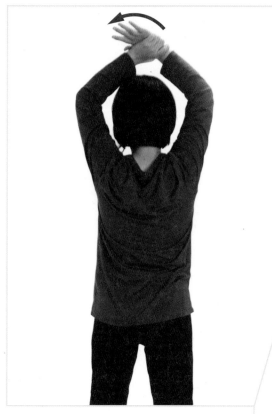

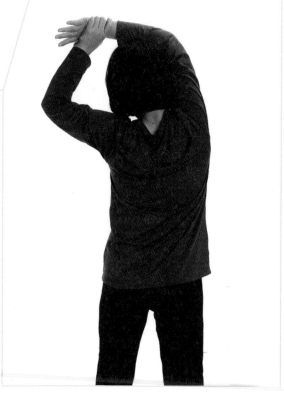

근육강화

· 삼각근 가시부, 소원근, 극하근.

시행위치

· 몸의 오른쪽 부분이 벽에 닿도록 선다.
· 왼손으로 오른쪽 손목을 잡는다.
· 두 팔을 머리 위−뒤로 가능한 만큼 올린다.
· 오른쪽 위팔이 오른쪽 귀에 닿도록 한다.
· 오른쪽 아래팔이 뒤 왼쪽을 가리키게 한다.

방 법

· 손목을 잡고 위팔을 머리 쪽으로 하여 오른쪽 아래팔을 뒤쪽으로 5초 동안 밀어준다.
· 긴장을 풀면서 왼손으로 오른쪽 팔을 한계까지 당긴 상태로 15초 이상 유지한다.

주의사항

· 몸이 옆으로 굽혀지지 않도록 주의한다.
· 반드시 벽에 기대 서서 실행한다.

6) 팔꿈치를 편 상태로 오른쪽 위팔을
어깨 높이까지 뒤로 올리기가 불편할 때

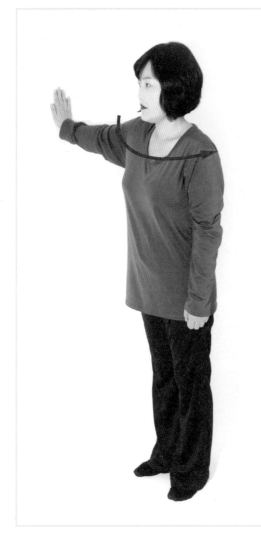

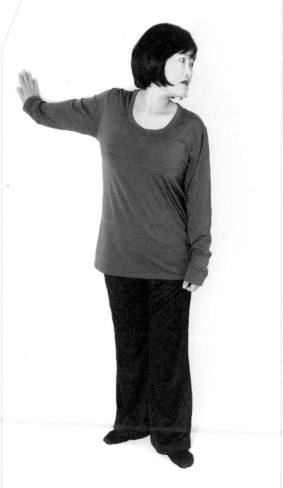

근육강화

· 상완이두근, 삼각근 쇄골부, 오훼완근, 대흉근.

시행위치

· 오른손을 자연스러운 높이로 벽을 잡는다.
· 손바닥을 밑으로하고 오른팔을 옆으로 똑바로 편다.

방 법

· 상체의 왼쪽 부분을 뒤로 돌려서, 위팔의 앞쪽과 가슴과 어깨가 이완되도록 한다.
· 팔을 앞쪽으로 움직이듯이 근육을 긴장시키며 5초간 유지한다.
· 긴장을 풀고 나서 상체의 왼쪽 부분을 뒤로 한계까지 돌린다.
· 근육이 뻣뻣해지고, 더 이상 이완시킬 수 없다고 느끼는 상태로 15초 이상 유지한다.

주의사항

· 팔꿈치가 굽혀지지 않도록 주의한다.
· 목이나 몸을 구부리지 않는다.
· 등을 웅크리지 않도록 주의한다.

7) 반대쪽 어깨를 올리지 않고 왼쪽 귀를 왼쪽 어깨에 대는 것이 불편할 때

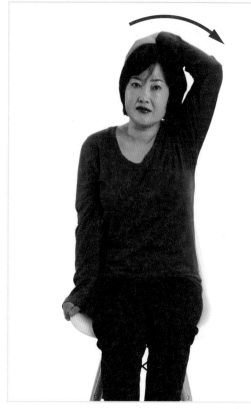

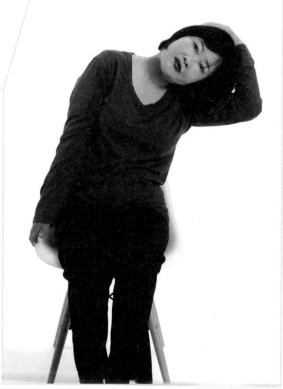

이완근육

· 승모근의 윗부분, 전사각근, 중사각근, 흉쇄유돌근.

시행위치

· 의자에 등을 펴고 앉는다.
· 머리를 왼쪽 한계까지 기울이고, 오른쪽으로 약간 돌리며 앞으로 숙인다.
· 왼손을 머리 위로 올려 오른쪽 귀에 대고, 오른손으로 오른쪽 엉덩이 쪽의 의자 밑을 잡는다.

방 법

· 상체를 펴고 왼쪽으로 기울인다.
· 오른쪽 어깨가 아래로 당겨지고 목의 오른쪽 부분에 이완이 느껴지게 한다.
· 오른손으로 의자 밑을 잡은 상태로 오른쪽 어깨를 위로 들려고 하여 5초 동안 근육을 긴장시킨다.
· 긴장을 풀고 다시 왼쪽 한계까지 기울인다.
· 근육이 뻣뻣하다고 느껴질 때까지 기울여서 15초 이상 유지한다.
· 몸을 오른쪽으로 숙이지 말고, 오른쪽 어깨와 팔을 가능한 한 아래쪽으로 움직인다.

주의사항

· 오른손으로 의자 밑을 느슨하게 잡지 않는다.
· 상체를 왼쪽으로 확실히 기울여야 한다.
· 이 운동을 하는 도중에 머리를 가볍게 뒤로 젖히면 더 많은 근육들이 영향을 받는다.
· 운동 중에 통증이 있거나 마비가 느껴지면 즉시 멈춘다.

8) 무릎과 고관절을 굽히기 어려울 때

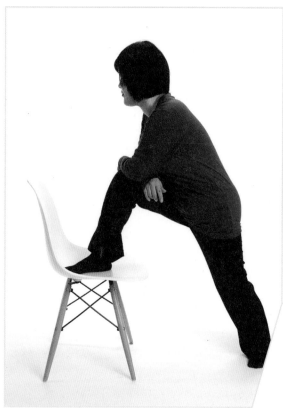

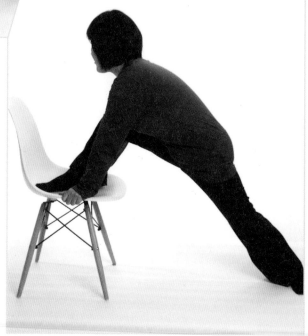

이완근육

· 대내전근, 치골근, 장내전근, 단내전근, 외폐쇄근, 대둔근.

시행위치

· 의자를 마주보고 서서, 오른발을 의자 위에 올려 놓는다.
· 왼발을 뒤로 미끄러지게 하고, 가능한 데까지 왼쪽 고관절이 펴지게 한다.
· 왼손으로 의자를 잡고, 몸을 지탱한다.

방 법

· 오른쪽 무릎과 고관절을 굽히고 앞쪽과 아래쪽으로 숙여서 넓적다리의 안쪽과 뒤쪽 그리고 엉덩이에 이완이 느껴지도록 한다.
· 오른발을 의자 위에서 아래로 누른다.
· 긴장을 풀고 왼쪽 발을 뒤로 더 미끄러지게 하고, 상체와 고관절을 더 앞쪽으로 누른다.
· 이완이 되어감에 따라 오른팔을 오른쪽 넓적다리 안쪽으로 옮기고, 양손으로 의자 시트를 잡아서 오른쪽 어깨가 오른쪽 무릎과 같은 높이이거나 그 아래에 위치하도록 한다.
· 더 이상 이완될 수 없다고 느껴지는 자세에서 15초 이상 유지한다.

주의사항

· 왼쪽 무릎이 펴지도록 노력한다.
· 허리가 좌 혹은 우측으로 기울어지지 않도록 주의한다.

9) 오른쪽 허리가 뻣뻣하고, 운동에 제한이 있을 때

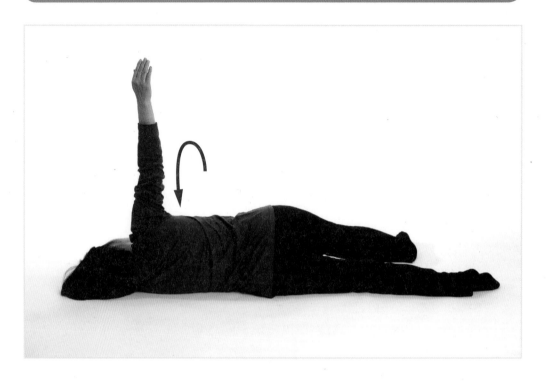

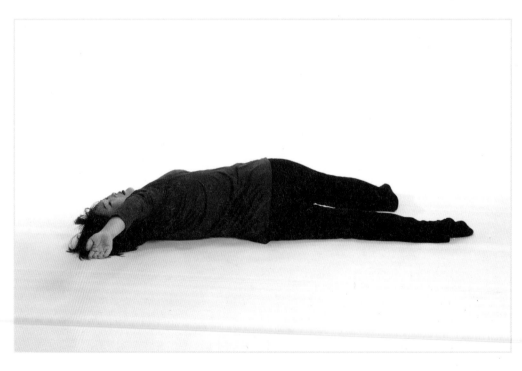

이완근육

· 허리를 돌리고 앞과 옆으로 굽히는 근육들.

시행위치

· 허리 밑에 쿠션을 넣고 왼쪽으로 눕는다.
· 왼쪽 다리를 고관절에서 똑바로 펴고, 뒤로 약간 젖혀서 허리가 앞으로 휘어지게 한다.
· 오른쪽 고관절을 휘어진 허리가 펴지지 않을 만큼 구부린다.
· 오른쪽 무릎을 똑바로 펴서 골반을 안정시킨다.
· 왼팔은 자연스럽게 펴고, 오른손에 모래주머니나 아령을 들고 팔이 천장을 가리키도록 위로 뻗는다.

방 법

· 상체를 오른쪽 뒤로 돌리고, 오른팔을 바닥 쪽으로 낮춰서 허리가 이완되도록 한다.
· 이 자세에서 상체를 왼쪽 앞으로 돌리는 것처럼 근육을 긴장시킨다.
· 긴장을 풀고 오른팔을 바닥 쪽으로 낮추며 오른팔을 밀어 어깨부터 이완되는 느낌이 드는 자세로 15초 이상 유지한다.

주의사항

· 다리가 바닥 위에서 안정된 위치에 있어야 한다.
· 다리를 똑바로 편다.
· 왼팔로 바닥을 누르고 밀어서 돌리기를 크게 하도록 한다.
· 허리 아래로 다리, 혹은 다른 부위에서 통증이나 불편함을 느끼면 즉시 중단한다.

10) 국소부위 근육의 강화법

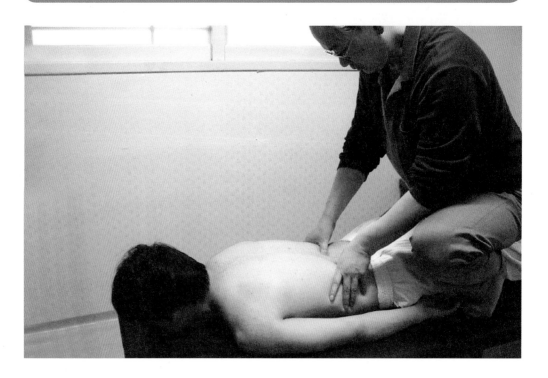

근육강화
· 어느 한 근육 전체가 약한 것이 아니라 근육의 일부가 약할 때.

방 법
· 근육의 부위에 따라 불편이의 자세를 정한다.
· 허리근육의 일부, 광배근의 일부거나 요방형근의 일부, 기립근의 일부가 약할 때에는 불편이를 엎드리게 한 자세로 실행한다.
· 약한 근육의 국소부위를 엄지손가락으로 지그시 누르다가 점차 힘을 주어 불편이가 통증을 느낄 때까지 누른다.
· 이때, 불편이는 숨을 멈추고 있거나 숨을 내쉬고 있어야 한다.
· 국소부위에 통증이 느껴지면 불편이는 자신도 모르게 통증이 있는 부위에 힘을 주게 되는데, 숨고르기를 하면 주위 근육에는 힘이 빠지고, 누르는 부분에만 힘이 들어가게 된다.
· 부분적으로 힘이 들어가면서 점차적으로 근력이 키워지는 방법이나.

11) 고관절 주변근육의 강화

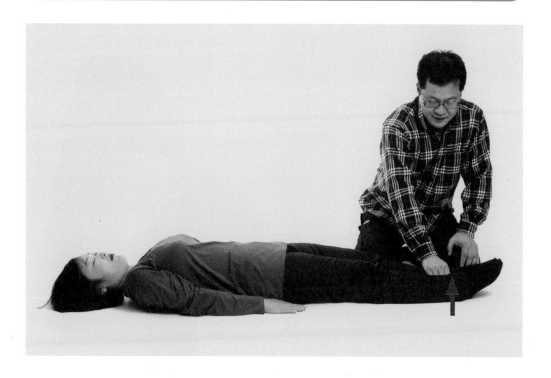

근육강화
· 고관절의 주변 근육들.

방 법
· 불편이에게 바르게 누우라고 지시한다.
· 시범자는 불편이의 다리 아래에 위치한다.
· 시범자는 불편이의 발목을 잡고, 다른 손으로는 무릎을 살며시 잡아서 불편이가 힘을 줄 때에 무릎이 굽혀지거나 무릎에 무리가 가지 않도록 방지한다.
· 불편이에게 강화시킬 쪽의 다리를 서서히 위로 올리라고 지시하고, 시범자는 불편이가 다리를 올리지 못하도록 발목을 눌러 저지시킨다.
· 1회 시행시 3초 이상을 유지해야 하며, 5회를 시행하고 잠시 쉬었다가 다시 5회를 반복하기를 3회 이상 실행한다.

주의사항
· 불편이의 몸이 기울어지지 않도록 주의한다.
· 과도한 힘은 무릎이나 발목에 무리가 갈 수 있으므로 삼간다.

12) 다리 내전근의 강화법

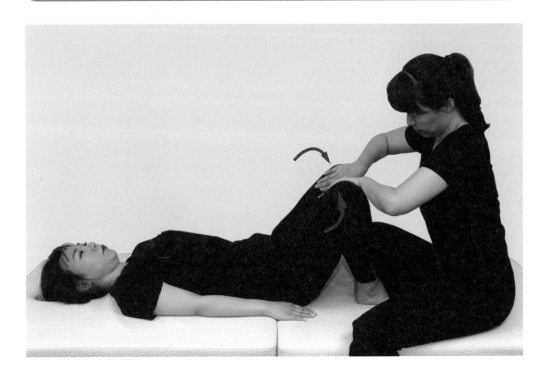

· 다리를 안쪽으로 오므리거나 돌려주는 내전근들.

방 법
· 불편이에게 바르게 누워서 두 무릎을 세우라고 지시한다.
· 시범자는 불편이의 다리 아래에 위치한다.
· 시범자는 불편이의 두 무릎을 안쪽에서 양손으로 잡아준다.
· 불편이에게 두 무릎에 힘을 주어 안쪽으로 오므리도록 지시하고, 시범자는 5초간 불편이가 다리를 오므리지 못하도록 힘주어 저지시킨다.
· 시범자는 어느 순간 양손의 힘을 빼서 불편이의 두 다리가 순간적으로 모아지도록 하고, 힘을 빼는 순간을 불편이가 모르도록 해야 한다.
· 3회간 반복한다.

주의사항
· 불편이의 상체가 기울어지면 안 된다.

13) 다리 외전근의 강화법

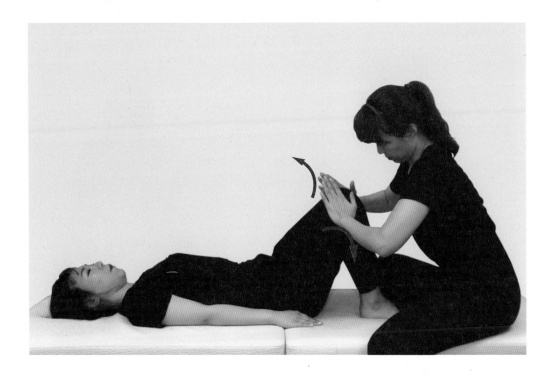

근육강화

· 다리를 바깥쪽으로 벌리거나 돌려주는 근육들.

방 법

· 불편이에게 바르게 누워서 두 무릎을 세우라고 지시한다.
· 시범자는 불편이의 다리 아래에 위치한다.
· 시범자는 불편이의 두 무릎을 바깥쪽에서 양손으로 잡아준다.
· 불편이에게 두 무릎에 힘을 주어 양쪽으로 벌리도록 지시하고, 시범자는 5
  초간 불편이가 다리를 벌리지 못하도록 힘주어 저지시킨다.
· 시범자는 어느 순간 양손의 힘을 빼서 불편이의 두 다리가 순간적으로 벌
  어지도록 하고, 힘을 빼는 순간을 불편이가 모르도록 해야 한다.
· 3회간 반복한다.

주의사항

· 불편이의 상체가 기울어지면 안 된다.

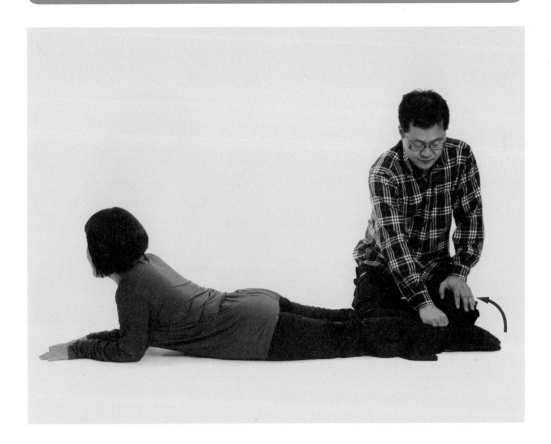

근육강화

· 대둔근.

방 법

· 불편이에게 엎드리라고 지시한다.
· 시범자는 불편이의 옆에 위치하여 대둔근을 강화시킬 쪽의 발목을 잡는다.
· 불편이에게 발목을 엉덩이 방향으로 힘껏 올리라고 지시하고, 시범자는 불편이가 발목을 들지 못하도록 3초간 저지한다.

주의사항

· 불편이의 상체가 기울어지지 않도록 주의한다.
· 발목관절보다는 약간 윗쪽을 잡아 발목에 무리가 가지 않도록 주의한다.

15) 장요근 강화법

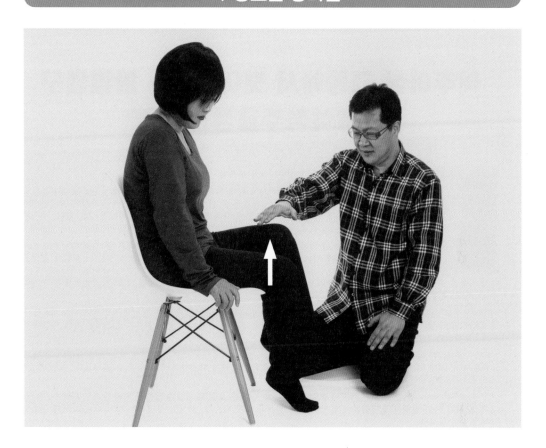

근육강화
· 장요근.

방 법
· 불편이를 의자에 앉게 하고, 두 손으로 의자를 잡으라고 지시한다.
· 시범자는 불편이의 앞 또는 옆에 위치한다.
· 불편이에게 장요근을 발달시킬 쪽의 무릎을 힘껏 올리라고 지시하고, 시범 자는 무릎을 올리지 못하노록 3초간 저지시킨다.

주의사항
· 불편이의 상체가 앞 또는 옆으로 기울어지지 않도록 주의한다.
· 불편이의 무릎이 펴지지 않도록 주의한다.

![스포츠서울닷컴](www.sportsseoul.com)

척추이상 고통에서 벗어나자 - 활법연구
'이형석척추교정운동원'

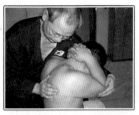

잘못된 습관이 척추이상을 부른다.

최근 사무직 직장인이나 수험생 등 장시간 의자에서 생활하는 사람들 대부분은 허리와 목의 뒤틀림, 휘어짐은 물론 쉽게 피로감을 느낀다. 이런 증상을 장기간 방치할 경우 척추측만증 등으로 악화돼 정상적인 생활이 불가능할 수도 있다. 하지만 활법이란 치료 방법으로 이러한 고통이나 불안에서 벗어날 수 있는 길이 열렸다.

활법이란 예로부터 무도인(武道人)에게 비전(秘傳) 되어온 수기(手技)법으로 약물이나 기구를 사용하지 않고 오직 손으로만 치료하는 방법이다. 이 활법을 통해 치료에 도움을 주는 '이형석척추교정운동원(www.leebone.co.kr)'이 [스포츠서울닷컴 2008년 상반기 HIT 브랜드대상] 의료, 건강 분야에 선정되었다.

이형석척추교정운동원 이형석 원장은 1974년에 무도계에 입문하여 1984년에 서울 잠실동에서 세미나를 개최한 후 현재까지 20여 년의 세월을 오직 활법의 한길만을 고집했다. 기구를 사용하지 않고 오로지 손으로만 하기 때문에 하루에 5명까지만 본다고 한다.

"사고가 아니라면 척추의 이상은 근육의 이상으로부터 시작됩니다. 자기도 모르는 사이에 어느 한쪽 자세나, 한쪽 운동만을 계속 하게 되는데, 이때 더 사용한 쪽의 근육은 더 발달을 하게 되겠지요. 사람의 근육(골격근)은 척추를 중심으로 좌우가 대칭되어 있습니다.

만약에 오른손잡이라면 평소 오른손을 자주 사용 할 테고, 그것은 오른쪽 어깨가 왼쪽에 비해 앞으로 나아가 있다는 것이 됩니다. 이로 인해서 오른팔은 왼팔에 비하여 발달을 하게 되는데, 팔에만 한정되는 것이 아니고 어깨 근육도 함께 발달이 됩니다.

오른쪽 어깨 근육(예: 어깨삼각근)이 발달이 되면 근육에 힘이 생기고, 힘이 생긴 근육은 척추를 자기 쪽으로 당기게 됩니다. 그러면 척추중 흉추는 오른쪽으로 휘게 되고, 요추는 인체의 습성상 왼쪽으로 휘게 됩니다. 이것이 척추측만증입니다. "

요즘 어린이들은 옛날과 달라서, 뛰어 노는 시간보다 책상에 앉아 있는 시간이 많으므로 편한 자세를 고집 하다 보니 측만증에 노출되어 있다고 말하는 이 원장은 측만증을 바로 잡는 데는 스스로의 운동과 자세에 대한 노력이 가장 필요하다고 한다.

"측만증은 꾸준한 노력이 필요합니다. 몇 년에 걸쳐서 잘못된 척추 질환인데, 통증이 없다고 방치하는 경우도 많고, 치료 중간에 포기하는 사람도 많습니다. 하루 이틀에 바로 될 수 없으므로 꾸준한 노력만이 바른 척추를 갖는데 최고의 방법입니다."

활법의 수기법을 잘 활용하면 목이나 허리디스크의 경우도 20~30회 정도의 교정으로 정상을 찾을 수 있다고 한다. 하지만 활법이 척추에 대하여 만병통치는 아니라고 한다.

"척추분리증이나 척추관 협착증은 근본적인 치료가 되지 않습니다. 몇 가지의 생활 습관과 운동법으로 통증을 50% 이상 줄일 수는 있지만 치료가 되는 것은 아닙니다. 금침을 맞은 사람도 안 되고, 디스크 수핵이 터진 경우도 안 됩니다. 골절도 안 되겠지요."

이형석 원장은 지난해 활법교본을 비매품으로 발간해 필요한 사람들에게 무료로 배포하고 있기도 하다.

이런 모든 치료 경험과 노력으로 [스포츠서울닷컴 2008년 상반기 HIT 브랜드대상]에 선정되었으며, 앞으로도 척추에 대한 연구에 매진 할 것을 다짐한다.

〈 기사제공 : 스포츠서울닷컴 12월 26일 게재. 〉

스포츠서울 미디어 인터뷰기사

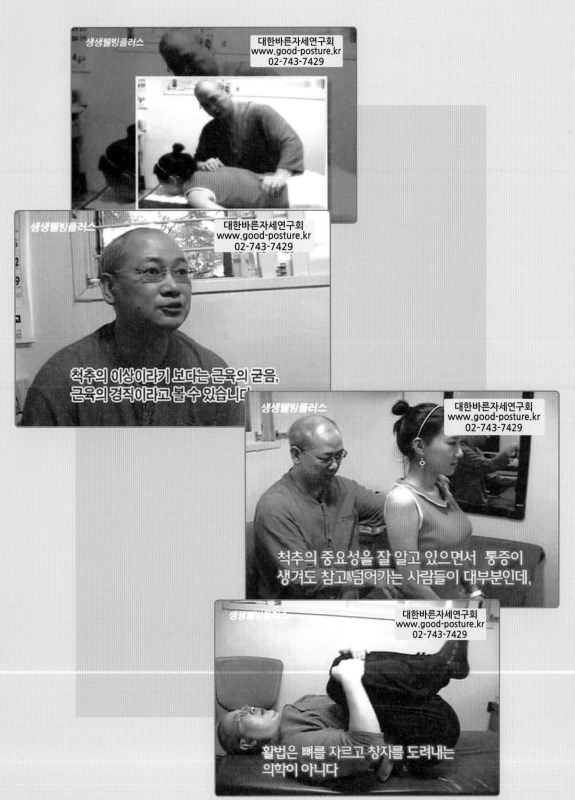

생생웰빙플러스

대한바른자세연구회
www.good-posture.kr
02-743-7429

척추의 이상이라기 보다는 근육의 굳음,
근육의 경직이라고 볼 수 있습니다

척추의 중요성을 잘 알고 있으면서 통증이
생겨도 참고 넘어가는 사람들이 대부분인데,

활법은 뼈를 자르고 창자를 도려내는
의학이 아니다

FS TV 생생웰빙플러스 방영

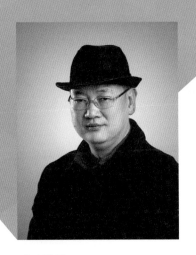

저자약력

이 형 석

서울출생
1983년 활법자격
1984년 새마을합기도시범단 창단 멤버
1989년 사회체육지도자 3급(발급: 체육부장관)
1992년 무술총연합회 시범단
2012년 대한바른자세연구회 대표
2015년 국가공인 미용사(피부) 자격
합기도 7단, 태권도 6단
전 경기대학교힐링서비스경영전문과정 외래교수
현 도서출판 바른자세 대표

이 책을 만드는데 도움을 주신 분들

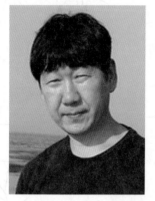
강성일

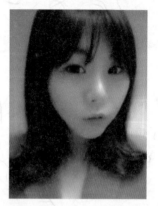
곽미진

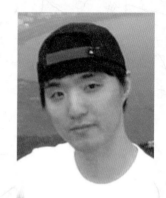
김병찬

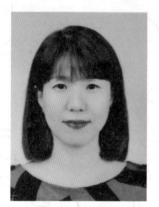
백선영

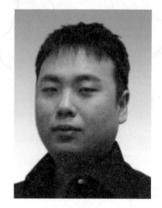
제현서

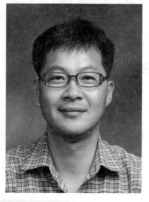
손우진

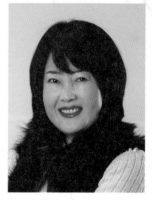
김정인

3분요법 바른체형 만들기

초판 1쇄 인쇄 2016년 5월 23일
초판 1쇄 발행 2016년 5월 27일

지은이 / 이형석
발행인 / 이형석
표지 · 편집 / 이수연
발행처 / 바른자세(제 300-2016-18호)
　　　　서울시 종로구 지봉로5길 7
　　　　전화 02)743-7429
제작대행 / 세줄기획(02-2265-3749)
총판처 / 가나북스
　　　　경기도 시흥시 수인로 2323(목감동 235-2)
　　　　전화 031)408-8811 팩스 031)501-8811

ISBN 979-11-957964-0-3 93510

값 35,000 원

교육상담 | 개인별 맞춤교육
홈페이지 www.good-posture.kr
bongyeon2@naver.com
Tel : 02) 743-7429